吃音の世界

菊池良和

光文社新書

まえがき

二〇一二年、ユーモアあふれる科学研究などに贈られるイグ・ノーベル賞に、迷惑を顧みず話し続ける人を邪魔する装置「スピーチ・ジャマー（Speech Jammer）」を開発した、産業技術総合研究所研究員の栗原一貴さんと科学技術振興機構研究員の塚田浩二さん（肩書はいずれも当時）の日本人二人が選ばれました。

スピーチ・ジャマーは、トリガースイッチを押すと指向性マイクが話者の音声を拾い、約〇・二秒の遅れを加えて指向性スピーカーから話者の声を流します。これによって相手のおしゃべりを阻害できるという仕組みです。

これは、スピーチ・ジャマーがＤＡＦ（聴覚遅延フィードバック＝自分の話した声が少しだけ遅れて聞こえるようにする機械）を使用しているために可能となります。人間は、話をするときは単に発声を行うだけでなく、耳から聞こえた自分の声を脳で活用しているのですが、ここで耳から聞こえる自己の発声音を人工的に遅らせると、人はうまくしゃべることができなくなるのです。

この機械は、話者のみに作用し、それ以外の周囲の人たちには無害であるといった特性を持っています。

さて、このスピーチ・ジャマーという機械をわざわざ使用しなくても、話せることが当たり前とされるこの世の中で、日常的にうまくしゃべることができない人たちがいます。それが吃音(きつおん)症の人たちです。吃音症の人は一〇〇人に一人の割合で存在し、日本では約一二〇万人、世界では約七〇〇〇万人もいると言われています。現在では、その人そのものを指す「どもり」という言葉は使われなくなりましたが、動詞の「どもる」という言葉を耳にするとイメージしやすい人も多いと思います。また、「ぼ、ぼ、ぼ、ぼくは……」と、最初の言葉を繰り返すのは小学生で多く見られる症状です。したがって、みなさんの中には小学校時代のクラスメイトに吃音のある人がいた記憶のある方もいらっしゃるかもしれません。

吃音は、この、最初の語を繰り返す「連発」(ぼ、ぼ、ぼ、ぼくは)と、最初の言葉を引き伸ばす「伸発」（ぼーーーくは）と、言葉が強制的に発話阻害される「難発」（……ぼくは）の三種類があります。

私自身、吃音があり、今も症状があります。吃音が始まったのは幼少期で、そのことで、人に笑われたり、注意されたり、怒られたりといったことを繰り返す中で、吃音があること自体、悪いことで恥ずかしいことだと思っていました。そして中学一年生のとき、「吃音の悩みから解放されるには、医師になるしかない」と心に決め、その道に進みました。

吃音は、古くからその人個人に原因や問題があるとされてきました。

医学生だった当時、吃音があったある先輩に、「私は将来、医師になりたいと考えていますが、医師として、吃音に対して何かできることはあるでしょうか？」と尋ねてみたことがあります。するとその先輩は、

「医師は、吃音に対しては何もできない」

と私に言いました。

当時は、吃音の相談で病院に行くという発想はほとんどなかったころです。私はとても残念な気持ちになりました。そして、「医師になれたとしても、いったい私には何が

できるのだろうか」と途方に暮れてしまったのです。

その後、私は吃音がある人の、あるセルフヘルプグループに入会することになるのですが、それ以来、全国の吃音者と交流を深め、「吃音で悩んでいるのは私一人ではなかったんだ」と気づくことになります。

医師となり、病院で吃音の相談を受けるようになると、私は「吃音ドクター」として新聞やテレビで時折取り上げられるようになりました。また、吃音に対する様々な誤解を解くため、そして吃音を医療と福祉の対象に引き上げるために、吃音に関するそれまでの古い情報を整理し、一〇〇年前から研究されている吃音のエビデンスをまとめ、そこに正しい知識を加えた書籍なども刊行させていただく機会にも恵まれました。

近年に入ると、吃音をめぐる状況の変化を肌で感じる機会が増えました。

『志乃ちゃんは自分の名前が言えない』（押見修造、太田出版、二〇一二年）という、吃音のある女子高校生を描いた漫画があります。吃音症のある人が、自分の名前を言うときに強制的に発話阻害されることが細かく描写されているのですが、吃音症のある人の悩みに共感の輪が広がって二〇一八年には映画化されるなど、大きな注目を集めたことは記憶に新しいところです。

また、最近、いろいろな病院から「この数年、吃音の相談が増えているのですが、どのように対応すればいいのでしょうか」という問い合わせが私のもとに舞い込むようになりました。実際、私のもとにも、吃音者、もしくは吃音のあるお子さんを持つ親御さんがお子さんと一緒に来院されることが増えています。

現代は、「医師は、吃音に対しては何もできない」時代ではありません。本書では、吃音者として悩んできた私自身の体験を述べながら、吃音者はどのような場面で、どのように苦労しているのか、吃音の発症の原因は何か、吃音治療の歴史と現在、そして吃音外来で接した多くの患者さんの例も交えて、医師の立場で吃音について綴っていきたいと考えています。また、それだけでなく、多様性が叫ばれるようになった時代に、コミュニケーションや人間関係に悩んでいる人たちにとってもヒントとなるようなものも目指しています。どうか最後までお付き合いくだされば幸いです。

吃音の世界——もくじ

第2章　吃音の発症の原因

第1章

私の吃音体験

1・1　三つの症状

吃音は、連発（ぼ、ぼ、ぼ、ぼくは）、伸発（ぼ——くは）、難発（……ぼくは）の三つの症状に大きく分けることができます。

ただし、吃音があると言っても、すべての言葉でそのような症状が出るわけではないですし、その人の置かれた環境、話す場面、話す言葉、話す相手など、様々な条件によってそのありようは異なります。その一例として、まずは私自身の体験を通して、吃音のある人がどのように困っているのかを見てみましょう。

最初の記憶

私は、男三人兄弟の次男として生まれました。父は転勤族のサラリーマン、母は専業主婦というごく平凡な家庭です。その中で私一人だけ、幼いころから吃音がありました。

吃音のある人の中には、学校の発表のときに急にどもり出したとか、周りの友達がどもるのを真似してからかっていたら自分もどもるようになったなど、吃音が始まる瞬間をはっきりと覚えている人もいます。しかし、私自身は、いつごろからどもり出したのか、はっきりとは覚えていません。

うまく話せなくて困った記憶として最初に覚えているのは、幼稚園の年少時、父親の仕事で山口県から広島県に転居したときのことでした。

初めての登園日、高台の上に登らされて、先生から「みんなの前で自己紹介をしてください」と言われたとき、頭の中が真っ白になって、胸が苦しくなりました。どもりながら自己紹介したのか、どもらずに自己紹介ができたのかはわかりません。ただ、とても嫌な思いをしたことだけは記憶に残っています。そしてその後、幼稚園に通う中でどもるようになったのかどうか、それも定かではありませんが、お遊戯会の劇に出たくないとぐずったことは今も鮮明に覚えています。

一方、幼稚園時代に友達にからかわれた記憶はありません。ただ漠然と、人前で発表するのが嫌だったという記憶だけは残っています。今考えると、このころはまだ吃音による心理的な問題は少なかったのかもしれません。

〝は〟を思い通りに出すことができない

小学校は、家から歩いて二〇分ほどのところにありました。

毎朝集団登校し、病欠もせず、学校へ行くのが楽しみでした。ただ、毎朝の「健康観察」においては、吃音でつらい思いをしたことがよく記憶に残っています。「健康観察」とは、先生から名前を呼ばれて、特に問題なければ、

「はい、元気です」

と返事をするというだけの簡単なものです。しかしその返事が、私には思うようにできませんでした。

最初の「は」の音を、思った通りのタイミングで出せず、数秒間、必死に力んだりした後にようやく出せるということが多くなっていたのです。

「……はい、元気です」

難発性の吃音でした。無理して声を出そうとするため、喉に力が入って顔も歪み、呼吸が止まって酸欠状態にもなります。ただ、それでも私は、「はい、元気です」と言うのを拒否することはありませんでした。

当時私は、小学一年生ながら、「なぜ自分は、言わなければならないときに、すぐ〝は〟が出ないのだろう」と悩んでいました。うまく言える日もあったのに、喉を振り絞るような思いをしても、どうしても「はい」が言えないときもありました。それがなんとも不思議でした。

そのうちに、言えないことによる不安感が強くなり、出席番号順に名前が呼ばれるのを待つ間、緊張するようになりました。しかし、どうにかこうにか「はい、元気です」と言い終えると、そのことは頭の中からすっと消えていくのでした。

「起立、気をつけ、礼」が言えない

学校生活を送る中で、話さないといけない場面での悩みはどんどん増えていきました。毎朝の健康観察のみならず、日直、国語の本読み、各教科での発表、学芸会の劇など、みなの前で話す場面はどれも苦手になりました。

月に一、二度回ってくる日直の当番のときは、授業の開始と終了の際に、

「起立、気をつけ、礼」

の号令をかけなければなりません。

「授業終わり」

と先生が言い、私が「起立」の「き」を言おうとしながら言えずにいると、すぐ周囲から、

「日直、号令」

「菊池君」

「早く終わろうよ」

などと声をかけられてしまいます。こっちだって必死です。でも、どうしても言えないのです。みな席を立ちたくてそわそわしている雰囲気の中で、いつも焦りや申し訳なさでいっぱいになっていました。そして何とか、

「起立」

と声を絞り出すことができたとしても、「気をつけ」の「き」がまた出ない。そして、その後は「礼」の「れ」です。それがやっと言えたときには、いつも汗だくになっていました。日直になるたびに、私はその緊張感に襲われていました。

国語の授業で文章を読むことができない

また、国語の授業も、私が特に嫌いな時間でした。担当の先生は、その日の日付と関連の

ある出席番号の人に本読みをさせることが多かったため、出席番号が一四番目だった私にとって、四日や一四日は、前日から学校に行くのが憂鬱でした。

学校に行けば、「今日は一四日だから、出席番号の一の位が四の人を当てよう」と先生が言うことはわかっています。そこでたとえば事前に、

「おじいさんとおばあさんが……」の一文を読むことになるのではないかと予測して、前日に何度も練習したりしました。

「おじいさんとおばあさんが……」

「おじいさんとおばあさんが……」

「おじいさんとおばあさんが……」

「おじいさんとおばあさんが……」

しかし、何度読んでもつっかえてしまいます。すらすらとは読めません。読めないことで悲しい気分に襲われ、練習しながら一人で泣いたこともありました。独り言のときは吃音は軽くなると言われていますが、この練習のときはなりませんでした。教室での緊張感を覚えていて、リラックスできていなかったのでしょう。

そして本番になると、やはりどもってしまいます。

「お、お、お、お、お、お、お、お、お、おじいさんと」

のように連発になったり、

「……おじいさんと」

のように難発になったり。ほんの短い文章なのに、読み終えたころには汗だくになり、心臓がバクバクと速く鼓動するのが聞こえ、酸欠で失神寸前の状態になるときもありました。

さらに、言葉を発するときはいつも吃音の症状が出るのであれば、心の準備もできそうなものですが、「どもりそうだ」と思っていても、すらすら言えるときもあります。緊張しているから必ずどもるというものでもなく、緊張していてもどもらないときもあるのです。

私は三〇年以上も吃音がありながら、いまだにどのような状態で吃音が出るのか、出ないのか、はっきりとはわからずにいます。ですから、当時の私が自分の吃音について他人に説明できるはずがありませんでした。

１・２　吃音の不思議

親に見知らぬ場所に連れていかれる

そのころ、親に連れられて吃音相談所のようなところに行ったことがありました。どこへ行くとも告げられず、町中のプレイルームのようなところに連れていかれ、そこにある遊具で知らない大人と一緒に遊んだ後、なぜか部屋の片隅の、机と学校の教科書が置かれている場所で、「本を読んでください」と言われました。状況がガラリと変わり、私は「なぜここで本を読まないといけないんだろう」と違和感を覚えました。

プレイルームで緊張をほぐした後に、教科書の音読で吃音の重症度を測るつもりだったのか。それとも、ただ吃音があることを確認したかったのか。机と教科書、そして音読と、私の嫌いな場面が再現されていてとても不自然に感じました。それからは、「もう嫌だ」と言い張り、そこには二度と行くことはありませんでした。

また、月に二回、日曜日に音読会を行う民間矯正所に通ったこともありました。

一〇人ほどの小学生が集まって順番に本読みをさせられるのですが、ここでもやはり「どうして自分の嫌いな本読みをしないといけないのか」という思いが消えませんでした。しかし、休み時間にアイスクリームを買ってもらえるということに惹かれ、何回かは通ったことを覚えています。

親からは自分と同じような人が来ていると聞かされていましたが、周りの人はすらすら読めているように聞こえ、自分一人だけが読めないんだと、疎外感を感じてもいました。お互いの気持ちを分かち合う時間もなく、自分にとっては、ただ音読ができないことを確認させられるだけでした。話し方のテクニックなども習ったかもしれませんが、結局身につくこともなく、半年くらいで行くのをやめてしまいました。

弁論大会——どうせわかってもらえない

小学校の高学年になったころ、弁論大会が行われることになり、私はその原稿を作成することになりました。「僕は言葉がうまく出ない」という題が自然と頭に浮かび、自分の吃音について書き始めました。

《僕は時々言葉がうまく出ない。特に本読みや発表のときだ。頭の中ではすらすらとしゃべ

れているのに、いざしゃべるとなったら喉に鍵がかかったかのように言葉が出なくなる――》

そう書いてから、すべての文章を消しました。

「どうせわかってもらえない……」

心の中でそうつぶやき、「そろばんと僕」というタイトルの文章に書き換えました。できあがった文章はとても平凡で、弁論大会の発表者になるにはほど遠い内容でした。もし最初のままにしておけば、自分の吃音についてカミングアウトするよい機会になっていたのかもしれません。しかし、わかってもらえるわけがないという気持ちが先行してしまったのです。

中学生で苦手な場面が増える

中学校も近くの公立に行きましたが、生徒は主に二つの小学校から集まっていたため、半数は初対面の人たちでした。

小学校と違って教科ごとに先生が変わるため、各教科、最初の授業ではいつも自己紹介をしなければならず、そのたびに「きくち」の最初の「き」が出なくて苦労しました。このころ私の症状は連発から難発に変わっていて、

「……きくちよしかずです」

と、初めの言葉を言うときに時間がかかる状態でした。ほんの二、三秒の遅れなのですが、私には一〇秒にも二〇秒にも感じられます。自分の理想のタイミングと、実際言葉を発するタイミングが合わないことへのもどかしさをいつも感じていました。

また、教科で言えば、中学では、国語に加えて、英語も苦手科目になりました。教科書の英文を読むことに加えて日本語の訳も言わなければならず、二倍の手間がかかるからです。さらに英会話はまったくダメでした。話す言葉自体、合っているのか自信がない上にどもるので、苦手意識だけが増しました。

ただし、吃音のある友人で、日本語ではかなりどもるけれど、英語ではどもらないという人もいます。そうした違いも吃音の不思議さだと言えるでしょう。

１・３　吃音を隠す努力

予期不安

小学校時代から、どもることで笑われたり、びっくりされたり、怒られたり、といったことばかりを繰り返す中で、いつしか私は、吃音は悪いこと、恥ずかしいことと思うようになっていました。そして、どうにかしてどもらない状況を作りたいという気持ちが強くなっていきました。

また、吃音のある人は、どもる経験を重ねるうちにだんだんと、この言葉でどもるだろうということが事前にわかり、話す前に不安感を持つようになっていきます。

「どもるかな、どもらないかな。どもりたくない」

その不安が的中してどもってしまうと、やはりそうなったかと気分が落ち込み、

「なんて自分はダメなんだろう」

と、劣等感を覚えることが多くあります。

この不安感は「予期不安」と呼ばれ、吃音のある人を苦しめますが、それから逃れるために、吃音のある人はあらゆる〝吃音を隠す努力〟をし始めるようになります。それには主に次のような方法があります。

挿入——「あのー」「えっと」を使う

私の場合、話し始めに次のいずれかの語を使うと、連発性・難発性吃音が明らかに減りました。

「あのー、あのー、あのー、あのー、あのー、国語の宿題どこだっけ?」
「えっと、えっと、えっと、えっと、えっと、えっと、菊池です」

というふうに話すようになりました。

吃音は九〇%以上、最初の一音で生じます。しかし、冒頭に「あのー」「えっと」と繰り返すと、そのうちに「このタイミングなら言葉が出る」という瞬間が訪れ、その一音が出せるのです。

いつしか意識しなくても「あのー」「えっと」をつけるのが癖のようになり、友達には、「菊池は〝あのー〟ばっかり言っている。〝あのー〟はいらないから、早く言って」と怒ったように言われることも増え、そのたびに、「しょうがないじゃん。どもるよりいいだろう」と心の中でつぶやいていました。

助走――言いやすい前置きをつける

「あのー」「えっと」を使い続けているうちに、いつしかその二語ではなく、自然に言いやすい様々な言葉を前置きとしてつけることを覚えるようになります。たとえば、自分の名前を聞かれたとき、

「私の名前はきくちです」

と、〝私の名前は〟をつけるとどもらない場合があります。意味としても自然なので聞き手にも違和感はないものの、隠れた努力を要します。

置き換え――言葉の順序を入れ替える

言葉の順番を入れ替えて言いやすい語を先に声に出し、言いにくい言葉をそれに続けることでどもるのを回避するという方法もあります。

「昼休みになわとびの練習をしよう」

と言いたいのに「昼休み」の「ひ」が言いにくいと感じたら、

「なわとびを昼休みに練習しよう」

と順序を入れ替えるという具合です。これはコミュニケーション的にも問題ないため、私は日常的に使っていました。

言い換え——どもらない言葉を選ぶ

言いにくい言葉をどうしても言わないといけない場合には、言葉そのものを別の語に置き換えることもします。たとえば「昨日」と言うのが難しいなぁと感じたら、「火曜」「一九日」など、同じ意味になる他の語で、そのときにパッと頭に思い浮かび言いやすそうなものに瞬時に言い換えるのです。ただし、ときにおかしな言い換えになってしまうこともあります。

「先生と何話していたん?」の「話して」が言いにくいなぁと感じた瞬間、「会話して」「告げ口して」「コミュニケーションして」「談話して」などが浮かび、そのとき最も言いやすかった「告げ口して」を選んでしまい、「先生に何を告げ口してたん?」と言ってしまって誤解され、友達から距離を置かれたこともありました。

言いづらい言葉を瞬時に別の言葉に置き換えるために、リストを頭の中で浮かべるのは、吃音のある人特有の隠れた努力と言ってもいいと思います。私は二三歳までその努力をしていました。しかし、吃音を隠さなくなった今は、その努力をしなくてよくなり、余計なストレスを感じなくなりました。

随伴症状——膝を叩く、腕を振るなど

発話とは直接関係ありませんが、どもりそうなときに一緒に生じる身体の動きを随伴症状といいます。

私は、なかなか第一声が出ないときに膝を叩いたらすっと言えたという経験をして以来、座っているときは膝を叩きながらしゃべるようにしました。傍からは余計な仕草に見えますが、本人としては、どもるよりずっといい、という気持ちでした。

随伴症状にもいろいろあり、私が知り合った人の中には、腕を振って第一声を出す人、足を鳴らしながらしゃべる人、歩き回る人、跳びながら「私の名前は○○△△です」という人もいました。

中止――話すのをやめる

小学二年生のとき、友達に「サッカーがしたい」と言おうとしたら、「サ、サ……」とどもってしまったことがありました。どもる姿を友達に見られたくなくて、私は話すのを中断して笑っていました。言いたいことを言うよりも、ただその場に自然な姿でいられるようにすることを選ぶ。これもまた、吃音のある人がよく取る方法だと言えます。

回避――しゃべる場面から逃げる

吃音のある人は、しゃべらないといけない場面から逃げることで、どもって落ち込んだり、劣等感を抱いたりすることを防ぐということをよくします。

中学一年生のとき、翌日台風が直撃するのが確実だという日がありました。休校になれば、当日の朝、そのお知らせが電話連絡網で流れてくるので、自分も次の人に電話をかけなければなりません。それが私はどうしても嫌だったので、電話連絡が回ってくる前に家を出ることに決めました。

「今日は休みじゃないの?」と言う親の制止を振り切って家を出ることになりましたが、私は、電話がかかってくる前に家を出られたことにほっとしながら、台風の中をずぶ濡れになって学校まで行きました。私には、電話をするくらいなら、台風の中を学校に行くほうがマシだったのです。

〝死〟が頭をよぎる

しかし、ここで挙げてきたように「吃音から逃げる」ことは、実は一番の問題だと私は現在考えています。私は話す場面から逃げることを続けた結果、小学校高学年からは、ときに〝死〟について考えるようにもなりました。究極の回避を望んでいたのだとも言えます。

どもることは悪いことだと思い込んでいたので、なんとしてもどもりたくなかった。でも、日々の生活の中でしゃべらないわけにはいかなくて、どうしたらいいかわからなかったのです。吃音のことは誰にも相談できませんでした。また、私に、

「どもっていてもいいんだよ」

と教えてくれる人は一人もいませんでした。

図１（36ページ）に示すように、どもるのは悪いことだと思い込むことからすべてが始まっていると私は考えています。この悪循環を断ち切るために必要なのが、繰り返しますが次の言葉なのです。

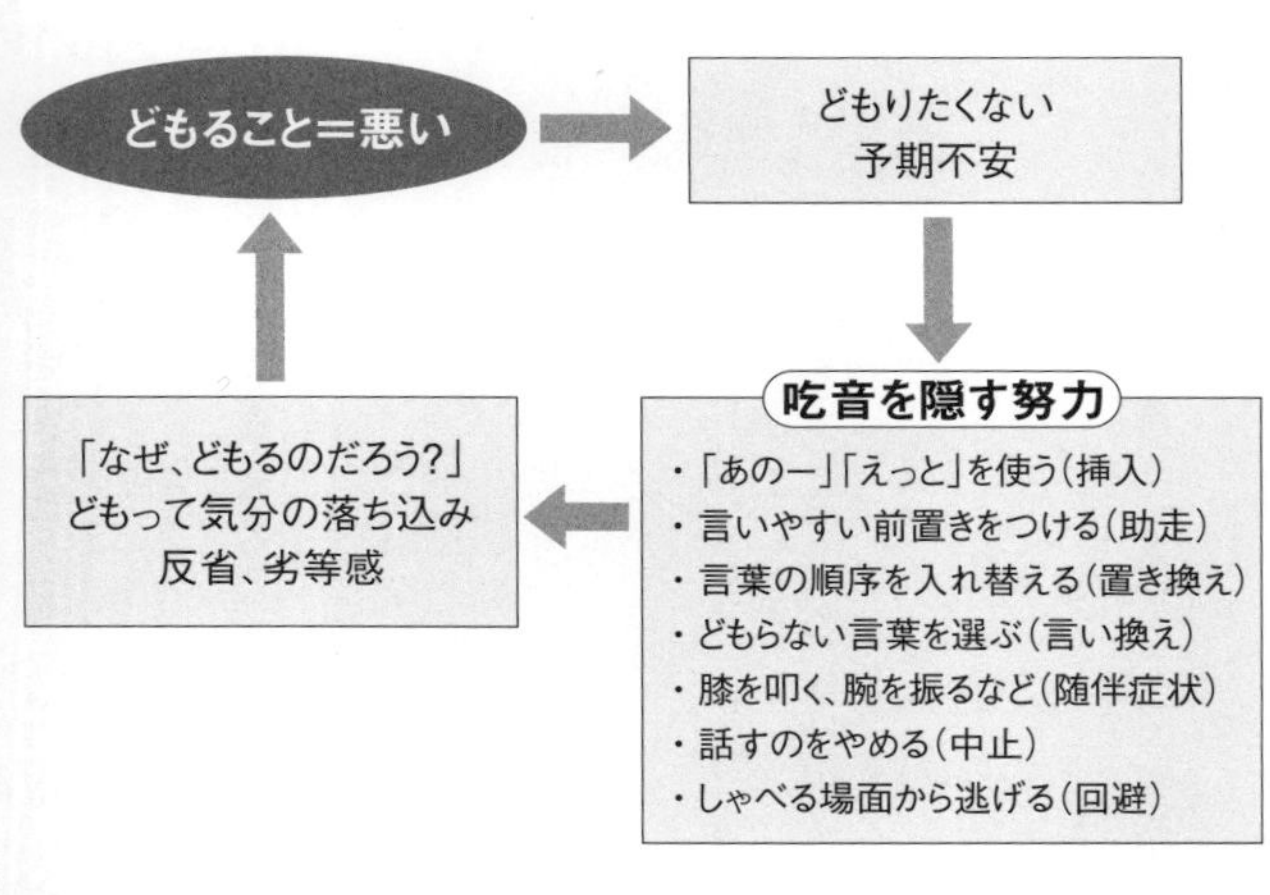

図１　「どもること＝悪い」と思うことによる悪循環

「どもっていてもいいんだよ」

「吃音を隠す努力」をすると、一見、吃音が目立たなくなります。しかし、それを続けていると「どもらないように話す」ことが会話の一番の目的となっていきます。「伝えたい内容を伝える」という本来の目的からかけ離れてしまいます。そして、結局、何の解決にも至らないのです。

1・4　医者になる決心

深まる一方の悩み

吃音を隠すテクニックを自然と身につけ、流暢（りゅうちょう）に話せたと感じる時間が増えていくと、たまにどもることが余計苦痛に感じるようになりました。

国語や英語、社会の本読みのとき、言い換えられない苦手な言葉に遭遇すると、難発性の症状が出ました。喉や首全体に力が入り、最初の一言を発声するまで息を止めることになります。その結果、酸欠状態になり、顔が紅潮し、汗をかく。手足がしびれることもありました。普通の人の一〇倍はしゃべるのに労力がかかっていただろうと思います。そして、どもってしまったら、「またどもってしまった」という自分の無力さでいっぱいになります。悩みは深まる一方でした。

「なぜ急に言いたい言葉が言えなくなってしまうのだろう。どうすればいいんだろう。病院で診てもらったら、解決策が見つかるかもしれない」

そんなことを考えるようになりました。当時は、吃音だということがわからずにいました。しかし、病院に行くには保険証が必要です。その場合、母親に借りなければなりませんが、そうすれば、「なぜ病院に?」と質問されるのは確実です。

私は親に、吃音で困っていると言う勇気はありませんでした。それまで吃音の話はしたこともなく、自分からは言い出せなかったのです。「病院に行き、医者に診てもらえば何とかなるかも……」。病院に行けないまま、何度も繰り返しそう思っていたときに、ふと思いつきました。

「あっ、そうか。医者に診てもらえないのなら、自分が医者になればいいんだ。そして吃音の軽減法を見つければ、悩みが消えるのではないか。あと一〇年も経てば、この悩みから解放されるのではないか」

そう考えると、目の前が少しだけ明るくなった気がしました。私の親戚には、医師のみならず医療関係者は一人もいません。医師になることを思いつくのに時間がかかったのはそのためでしょう。しかし、一度、医者になろうと心に決めると、医者になれるような気持ちになり、心に余裕ができたのでした。

そして高校入試を迎えた私は、鹿児島にある寮制の私立高校を受験しました。中学受験ではまったく学力が及ばなかったその学校に無事合格。本当に嬉しい出来事でした。それまでは劣等感の塊でしたが、努力は報われるんだと、このとき初めて実感することができました。

周囲に恵まれた高校生活

家族と暮らした下関から高校のある鹿児島までは、当時、特急電車で六時間もかかりました。初めて親元を離れる寂しさはありましたが、電車に乗るのが好きだったため、その道のりは苦には感じませんでした。

入学すると、最初はみな互いに友達がいない同士だったので、すぐ友達ができました。私はまず、寮の部屋が近い人に話しかけることにしました。

「どこの中学校を卒業したの?」

そう尋ねると、相手は言います。

「北九州の中学校だよ」

「僕は下関なんだ。近いね」

共通な話題からすぐに仲良くなれました。転勤族の父のもと、小さいころから三年に一度は転校を経験していたため、友達を作るのはそう難しいことではありませんでした。

「新しく出会った人は、まず自分から話しかけよう。笑顔で話しかければ、だいたいの人は返事を返してくれる」

そう考えて、実践しました。本読みのように言い換えや置き換えができない言葉は嫌でしたが、友達に話しかけるのは、言いやすい言葉だけですることが可能でした。

目標にしていた高校に入学でき、多くの友達もできたことで、劣等感はかなり小さくなりました。死が頭をよぎることも減り、気持ちは安定していきました。

自己紹介は中学のように教科ごとにありましたが、あまり苦にはなりませんでした。朝食から就寝までみんなと一緒に過ごすため、緊張をあまり感じなかったのだと思います。中学のときと比べると本読みの機会もずいぶん減り、たまに機会が回ってくるときは困りましたが、失敗してもその場が終われば吃音のことはあまり考えなくなりました。全体的な吃音の程度も中学時代より軽くなり、すらすらとしゃべれる時間も多かった気がします。

人生初のカミングアウト

そのように状態が安定していたこともあり、あるときふと、今まで隠し通していた吃音について、仲のよい友達に打ち明けたいという気持ちが湧き上がりました。

中学生のころから、「吃音を隠す努力」を続けていて、聞き手に対してすらすらしゃべる自分しか見せていないという負い目のような気持ちもあったのです。

「今はすらすらしゃべっているのだけど、僕は思いっきりどもることがあるんだ。どもる僕でも軽蔑せずに友達でいてくれる?」

そう確かめたかったのです。

高校生になるまで、私は吃音でいいことは一つもありませんでした。笑われたり、怒られたりした悪い記憶ばかりです。私は、自分の吃音についてカミングアウトすることで、吃音のある自分の自我を確立しようとしていたのかもしれません。

「実は僕はどもるんだ」

顔が赤くなるのを感じながらも、私は勇気を持って言いました。すると友達は、ポカンとした顔で黙って私を見ていました。なんと言葉を返していいのかわからなかったのか、それとも、そんなこと知っているよと思っていたのか。特に彼の反応がなかったので、私はまったく別の話題に話を移すことにしました。結局、初めてのカミングアウトは、特に話が進まないまま終わりました。

今となって振り返ると、そのとき私は、次のような言葉を返してくれることを望んでいたようにも思います。

「そうなんだ。気づかなかったけど苦労していたんだね。大変だったんだね」

そんな共感の一言がもらえたら、すごく嬉しかったかもしれないな、と。

しかし、いずれにしても、高校時代、友達に恵まれていたことは幸いであったと思っています。

医学部を受験する

高校三年生になり、私は、医学部に進学しようと決めました。ただ、そこでふと困ったことに気がつきました。医学部は受験の際に面接のある大学が多いのです。面接があれば、吃音のある自分では厳しい。しかし九州で面接がないのは、九州大学だけのようでした。であれば仕方がない。難関ではあるものの九州大学を受験することを決めました。

今考えると、吃音があるから面接で落とされるというわけでもないのですが、そのころは自信がなく、吃音があっても受験上不利にはならない大学を受験することが自分にとって最優先事項でした。

とは言っても、高校時代、それほど勉強をしなかった自分にとって、九州大学の医学部に合格できるかどうかは微妙でした。ただ、自分は医学部に進学するんだという決心は固くありました。結局二浪することにはなったものの、三度目の受験で合格することができました。

１・５　吃音恐怖症

やっぱり誰も私のことをわかってくれない

そうして私は、無事大学に合格でき、〃死〃の考えからも逃れることができました。医学部に入れば吃音から救われると思っていたこともあり、これで、今までの悩みから解放されるとも思っていました。しかし実際には、そう簡単ではありませんでした。入学後の健康診断で内科の医師と話す機会があったので、

「僕は時々言いたい言葉が出なくなるのですが、どうしたらいいのですか？」

と尋ねると、

「二年生で呼吸生理を習うから、心配しなくていいよ」

と、その医師は言いました。そのときは、なるほど、呼吸の生理を学べば解決するのかと安泰な気分になったのですが、二年になり、生理学を学んでも「言葉が出なくなる」という話は一度も出てきませんでした。ましてや吃音の話など皆無です。期待していた分、私は大き

く落胆しました。

「やっぱり誰も私のことをわかってくれないんだ」。私はそのように感じました。

大きな損失

私はそもそも、自分のしゃべり方の問題がいったい何なのかがわかっていませんでした。確かに昔は「き、き、き、きくち」と言葉を繰り返すどもりでしたが、そのころには「……きくち」と最初の言葉がなかなか出ない症状になっていました。

昔はどもりだったけれど、今は違う病気になった。そう思っていたのです。

大学に入るまで、私は「吃音」という言葉を知らず、どもり、つまり吃音には、連発や難発などいろいろな種類があることも知らずにいました。正しい情報を持つことなく、一人で悩みを抱え込んでしまったことは、その当時の自分にとって大きな損失だったと思います。

「私とは何なのか?」「自分は何なのか?」と悩むときに、自分が抱える問題について正確に知っていれば、余計な回り道をする必要がなかったはずだからです。自己のアイデンティティの確立には、正確な情報があるほうがきっといいと、今になって思います。

強い恐怖感

大学入学後、一人暮らしをするかどうかで迷いましたが、結局、実家の下関から通学することに決めました。新幹線とバスを乗り継いで片道約二時間。東京や大阪などの都市圏では珍しいことではないのかもしれませんが、九州では稀であり、友人からはよく不思議がられました。

「すごいねー」

「大変じゃない？」

「親孝行やねぇ」

実家を出ない一番の理由には、やはり吃音が関係していました。引っ越し先の住所が言いにくい名前だったら嫌だと思ったからでした。「しものせき」という地名はとても言いやすかったので、その環境が変わるのを回避したい気持ちが強かったのです。

私は、吃音を隠すために余計な労力を使う吃音恐怖症という状態でした。新しい住所になるぐらいならば、新幹線通学のほうがマシだと思ったのです。

大学生活が始まって何よりも困ったのは昼食でした。食券制の店と、口頭で注文を伝えて現金払いをする店があったのですが、私はいつも食券を買える店を選ばざるを得ませんでした。また、周りがざわざわする場所で話すのもとても苦手だったため、食堂は自分にとって居心地のいい場所ではありませんでした。どもりの症状は通常より強くなります。そうした中、一生懸命自分の話を聞こうとしてくれる相手に向かってどうでもいいような話をするのは、とても疲れるのです。たとえば、

「あ、あ、あ、……」

となかなか言葉が出ないとき、相手はご飯を食べる手を止め、身体を近づけて聞き取ろうとしてくれます。しかし、ようやく出てきた言葉が、

「あ、雨が降ってきたねぇ」

だったりします。つまり、相手の手まで止めて言うほどでもない内容です。これが、しゃべるときの一番の迷いでした。どうしても言わないといけない場面での言葉は、どもろうがどうしようが言いますが、雑談はそうではない内容であるがゆえに難しいのです。

盛り上がっている会話にさらに面白いことを言って笑わせたいけれど、

「つっ、つっ、つっ……」

と、最初の言葉が詰まってしまうとみんなが注目して聞き耳を立てます。その中で懸命に絞

り出した言葉が面白くなかったら、場が冷めてしまう。そんな想像をしてしまい、なかなか会話に入れないのです。それゆえ、飲み会に誘われてもほとんど断っていたような気がします。自分が一番苦手とする騒がしい環境で雑談をするのには強い恐怖感がありました。

どもりは治る？

大学二年生のとき、書店である本を見つけました。
『どもりは治る』（須郷昭著、一九九五年）
タイトルを見たときは、身体が震えるような思いでした。どもりを「治す」方法があるのだ！　と。自分の中の既成概念が覆され、この本を読んでみたいという気持ちにかられました。その一方で、もしこの本を読んでいたら、周りの人から「あの人はどもりだ」と思われないかと怖くもなり、その日は遠目に眺めるだけにとどめて帰りました。
次の日、またその書店に行きました。昨日見た本の表紙には、「治癒へのキーワードは『丹田力』。この生体工学法なら驚異の改善率九〇％」と書かれているのを確認して、今度は手に取り、パラパラとめくりました。実際にこの訓練法でどもりが治ったという体験談も載っていたので、さらに興味が引かれましたが、買うときにレジで「あの人はどもりだ」と思われるかもしれないと不安になり、その日も買うことはできませんでした。

そして三日目。ついに意を決して買いました。帰ってじっくり読んでみると、そこには、「矯正バンドで吃音を治すことができる」とあります。東京の矯正所での実地訓練が四〇万円、教材だけ送ってもらう通信販売で二〇万円。

「二〇万円払えば吃音を治すことができるんだ！」

期待は一気に高まりました。積み立て貯金をしていた一〇万円とバイトで貯めた一〇万円をはたくことにして、すぐに購入申し込みを行いました。そしてしばらくして家に送られてきたのは、六冊の薄い教本に、一見普通のゴムバンドとマウスピースの一式でした。それを見たとき、

「これで二〇万円か……」

と思う気持ちもあったものの、吃音が治るならば安いと思い直して教本を読みました。

まず、第一段階の腹式呼吸を学ぶために、五キロのダンベルを買ってきて朝夕それぞれ二時間ずつの練習を行いました。日中常に腹式呼吸を意識するための練習です。下関からの新幹線通学に加えて、バイトもしていたため、朝は六時起きで帰宅はいつも二四時です。帰宅後、夕食を食べて風呂に入ると深夜一時過ぎになります。それでも、一時から三時まで腹式

呼吸訓練を行ってから寝て、四時に起床、そして六時まで訓練を行うという生活を一週間ほど続けました。

　睡眠時間一時間。当たり前ですが、続くはずもありません。断念せざるを得ませんでした。「時間があれば訓練できるのに……」。そう残念に思う一方、時間が有り余っている上に根性のある人しか治せないなんて、前時代的な治療法である気がしてなりませんでした。

吃音の当事者団体に参加する

　吃音矯正グッズがうまくいかなかったという残念な気持ちを感じていた同じころ、ＮＨＫの教育番組で、「吃音のある人のセルフヘルプグループ」について取り上げた番組をたまたま見る機会がありました。それは「言友会」という名の組織でした。吃音の人たちが集まって互いに悩みを打ち明けたりしているこのような組織があることを、私はこのとき初めて知りました。

　さっそくインターネットで検索してみると、言友会は福岡にもあって、毎週水曜日（当時）の夜に活動をしているのを知りました。今まで自分が抱えてきた悩みは自分一人だけのものと思い込んでいたのですが、そうではなかったのです。

この例会に初めて参加したときに思ったのですが、明らかに吃音とわかる人ももちろんいたのですが、大半の参加者は、みなスラスラとしゃべることができているように見えました。

「みんな本当に吃音者なのだろうか」

と思ったくらいでした。

吃音というと、「裸の大将」の山下清のような、

「あ、あ、あ、あ、あのね」

と連発する人というイメージを持っていたのですが、その例会では、明らかな連発性吃音の人は少ないように感じられました。

そういう私も、初めての例会では意外とスラスラと話せていたので、他の人から見れば吃音者と思われなかったかもしれません。そのときは、吃音というのはそのくらい微妙なものなのだろうと思いました。

1・6　医師になる

まだどもっていたの？

親が私の吃音について気にかけてくれたのは、小学生時代までだったように記憶しています。父親は「なぜ私がどもるのか？」という疑問に答えてくれるとともに、私がどもっても、指摘をしたり言い直しをさせたりすることはありませんでした。吃音に対して負のイメージを作らせない関わり方だったため、とてもありがたかったです。

一方で母親は、吃音相談所に連れていってくれたり、小学校高学年になった後も病院に行ったときにはすべて私の代わりに話してくれたりなどしました。どちらかというと過保護でしたが、言葉の先取りはほとんどせず、忙しくともイライラせずによく話を聞いてくれました。高校に入ると寮生活になったため、親と話をする機会はとても少なくなりました。予備校生時代も大学生になってからも、男だからということもあったのかもしれませんが、話しても一日に一〇分程度でした。吃音についても、親に相談したところで解決するわけではなく、余計な心配をかけるだけだと思ったので、話すことはなくなりました。

そんな大学時代のある日のこと、母からこう尋ねられました。

「毎週水曜日は帰ってくるのが遅いけど、何しているの？」

水曜日は毎週、言友会の例会に参加していたのです。そのことを母には伝えていませんでした。私は嘘をつくのが下手なので、少し考えてから正直に言いました。

「言友会に行っているんだよ」

すると母は、不審な様子で尋ねます。「言友会って何かの政治団体？」

「いや、言葉がどもる人たちのグループだよ」

私がそう答えると、母はびっくりした顔をして言いました。

「あんた、まだどもりがあったの？　すっかり治っていたと思っていたのに」

同居している母親でさえ、吃音は治ったと考えていたことに驚きました。あらゆる手段を使って吃音のことを隠していたので当然とも言えるのですが、こんなに身近にいる人でもわからないのであれば、ましてや家族以外の他人はわかっているはずがないように思いました。

そしてきっと、《吃音を隠す ──→ 他の人は気づかない ──→ 悩んでいることに気づいてもらえない ──→ 一人で悩みを抱え込む》という流れの中に私は落ち込んでいったのでした。

病院実習

大学四年生の終わりから、九州大学病院での臨床実習が始まりました。大学病院には二〇以上の科がありましたが、一つの科の実習期間は短く、内科・外科はほぼ二週間、その他、耳鼻咽喉科などは一週間で実習や見学をすることになっていました。まだ医師ではないので、当然、採血や注射、手術などには関われません。しかし、多くの患者さんと話すことができたのは貴重な体験で、発見の多い日々を過ごすことができました。

六年生のとき、私は耳鼻咽喉科を選択し、一ヵ月間の実習を行いました。そこで気づいたのは、大学病院では吃音者への診療や治療が行われていないことでした。大学病院の耳鼻咽喉科は、一日中、手術室に入って、喉頭癌、下咽頭癌、甲状腺などの悪性腫瘍の手術をしたり、抗癌剤治療を行ったりすることが主だったからです。私は、

「厳しいなぁ。自分は本当に吃音診療や研究ができるのかなぁ……」

と、将来の展望に不安を感じ始めていました。

医師は元来、徒弟制度であったように、先輩の医師から診療の技術を教えてもらいます。しかし、大学病院の耳鼻咽喉科では吃音の診療をしていなかったため、どのようにすればい

いかわかりませんでした。

「まずは医師になろう。そして、耳鼻咽喉科医師になって、それからのことは後で考えよう。医療者として吃音に関わりたいという気持ちを持ち続けていれば、いつか目標は達成できる」

心の中で、そう気持ちを整理するしかありませんでした。

就職活動スタート

医者の世界でも、もちろん就職活動があります。当時は、二年間の研修を行う病院を全国の病院の中から自分で選ぶというシステムでした。その研修が終わると、大学の専門科に入局する人と、そのまま研修病院に就職する人とに分かれます。

病院探しは、まず見学実習に申し込み、一日から三日間、実際に見学させてもらった後、八月に面接試験を受けるという流れでした。

一番緊張したのは面接試験でした。ちょうど七月末ころから吃音の調子が悪くなり、自分の名前を言うのもとても時間がかかってしまい、一つ目の病院では言いたいことの半分も言えず悔しい思いをしたことをよく覚えています。二つ目の病院では、見学の際、院長先生と話したとき、緊張のあまり回りくどい置き換えを使いながらさらにどもってしまい、

「君の言っていることは、まったくわからん」

と言われて、とても落ち込みました。しかし、当時の私は、徐々に吃音に左右されない人生を送る自信を持てるようになってきたころでしたので、

「今度こそ、失敗しないようにしよう。どもりから変に逃げるよりは、どもったとしても、丁寧にゆっくり話そう」

と心の中で誓いました。

本試験での面接では、自分が医師を志した理由、患者さんと向き合う姿勢、医療関係で興味のあることについて聞かれました。質問は、自分が前もって準備していた内容とだいたい同じだったので、どもっても丁寧に答えようと思い、とつとつとした話し方ではありましたが、自分の熱い気持ちを語りました。すると院長もにっこり笑って、

「この間は特別調子が悪かったのかなぁ」

と言われ、

「田中角栄も昔はどもりだったらしいよ」

と、吃音のことにも軽く触れてくれたのです。このとき、どもりはしたけれども、言いたいことは言えたという達成感はありました。

三つ目の病院は、研修医制度を始めたばかりの病院でした。この病院では、一次救急〈軽症患者〈帰宅可能患者〉に対する救急医療〉から二次救急〈中等症患者〈一般病棟入院患者〉に対する救急医療〉まで、いろいろな患者さんを診察できると聞いていました。面接では、

「自分には吃音があるのですが、やる気は人一倍負けません。将来、耳鼻咽喉科を専門にすることを考えていて、耳鼻咽喉科領域だけではなく、プライマリケアで全身を診れる医者になりたくて、この病院を選びました」

どもりながらも自信を持って伝えました。すると院長先生は、

「わかりました。頑張ってください」

と好意的な反応を示してくれました。

そして六年生の九月には、学生の希望リストと病院の採用順位リストを照らし合わせる「マッチングシステム」によって内定が一つだけ決定します。これは、同一の学生が内定を複数もらわないような配慮でした。結果、三つ目の病院に内定をもらうことができました。しかし、あくまでも内定なので、医師国家試験に合格しないと取り消しとなります。

国家試験は、卒業を控えた六年生の二月中旬に行われました。そして二〇〇五年三月一八日の一四時、福岡の博多駅裏の合同庁舎で合格発表がありました。

道に迷って一五分ほど遅れてしまったのですが、掲示板の前には人だかりができています。自分の番号があるかどうか不安でしたが、

「大丈夫、大丈夫。あんなに勉強したし、テストでも大きなヘマはしていないはず」

と心を落ち着かせました。そして、自分の番号が掲示板にあるのを目にします。

「やった。とうとう医師になれたんだ。これから研修医を頑張るぞ！　耳鼻咽喉科に入って、吃音の研究ができたらいいなぁ」

と、大きな目標を達成できた充実感に浸っていました。

二六歳の春でした。

第2章

吃音の発症の原因

2・1　吃音はいつ始まるのか

吃音の原因を考える視点

「吃音の原因は何ですか？」

そう尋ねられることが多くあります。ただ、そのとき求められている回答は、質問者が吃音者本人であるか、またはその親であるかで異なると私は考えています。

吃音は、二歳から五歳の間に発症することが多いとされます。それはすなわち、吃音のある子どもの多くが、一歳半健診では言葉の発達に問題はないと言われ、また、三歳時健診でも問題がないと言われても、その後に始まる場合があることを意味します。

それは言い方を変えると、「アンパンマン」「マンマ」「イヤ」などの単語が話せるようになる一歳の段階では吃音が始まることは稀であり、かつ、「あっち　いく」といった二語文を話せる時期よりも、「パパ　かいしゃ　いった」など三語文が話せるようになったころに吃音が始まる場合が多いということです。

では、吃音はいったいどのように始まるのでしょうか。

それについて、アメリカ・イリノイ大学のエフド・ヤイリらが二〇〇五年に発表した興味深い調査があります。その調査では、一～三日という短い期間に急に始まるケースが四一％、一～三週間が三二％、四週間以上かけてゆっくりと始まるケースが二七％という結果が得られています。つまり、吃音は、数日の期間で突然始まる場合が最も多いということです。

そのように急に始まるケースでは、ある日突然、子どもが同じ言葉を繰り返すのを見て戸惑った親が、思わず次のように言うケースが少なくありません。

「誰かの話し方の真似をしているの？　なんで、言葉を繰り返すの？　ちゃんと話しなさい」

また、子どもが話している最中に突然話すのをやめて「……言えない」と訴えたり、イライラしたり、急に泣き出したりする難発（ブロック）の状態になるのを見て、このままどんどんしゃべれなくなってしまうのではないかと不安になったりする親も多く見られます。

こうして心配になって来院されるケースが多いのですが、そうした場合、親（主に母親）が一番知りたいのは、

「うちの子は、つい先日までどもることなんてなかったのに、なぜ急に吃音が始まったのだろう？　私の子育ての方法に何か問題があるのだろうか？」

ということです。その背後には、次のような心理があるだろうことを私はいつも感じます。

「もし自分の育て方に問題があるのだとすれば、取り返しのつかないことをしてしまった。この子に申し訳ない。周りの親や先生方に、私がダメな親だと思われるのではないか」

と自分を責めたり、心配したりするのです。

つまり、親としては「なぜ、私の子に吃音が始まったのか?」を知りたいと思う気持ちが第一にあるようです。

一方で、吃音のある本人の気持ちは少し違います。

本人は、なぜどもるのかを何よりも知りたいのです。学校での発表や友達との会話、電話での会話時などに、なぜ自分は言葉を繰り返したり、第一声が出なくなったりしてしまうのか。その原因を知りたいとまず思うことが多いと感じます。そして、

「どうやったら、第一声をスムーズに言えるようになるのか?」

と考えるのです。

ここでは、まずは前者の親の気持ちに沿って、なぜ吃音が始まるのか、すなわち、吃音が発症する原因について、これまでわかってきたことをお話ししたいと思います。

どもりは人真似から？

吃音という症状については、日本でも古くから知られ、その原因についても一〇〇年以上も前からいろいろと考えられてきました。中でも、戦前まで吃音の原因として最も有力な説の一つとして信じられてきたのが、「真似」です。

たとえば、一九三二年六月二七日の朝日新聞の見出しにはこう書かれています。

《「どもり」は人真似から》

記事の中には、「どもりの原因は多くは幼稚園又は小学校時代の人真似であるから、家庭および学校では模倣を禁止して予防せられたい」と記されています。

また、一九四〇年一二月二七日の朝日新聞には、

《どもりは伝染病　早期矯正が大切です》という見出しの記事があります。そこでは吃音の原因についてこう書かれています。

「ドモリの原因は幼時にかかった疾患、百日咳や胃腸病がもとでおこることもありますが、大体は身近なところにいるドモリからうつることが多いのです。父親がドモリだったり、友達にドモリがいると、真似をしなくとも黙っていても、ドモリがうつることがあるのです。

しかし、決して先天性なものではありませんから、早いうちに根治する必要があります」

こうした記事から、当時は、「吃音の原因＝真似」というのが最も広く信じられていた考えであったことが見て取れます。

先述のように、子どもが急にどもるようになると、親としては「誰かの話し方を真似ているのでは？」と思うことがあるようです。大抵、言葉を話し始めたばかりの時期ではなく、三語文が話せるようになり、他の人とも話すようになるころから吃音は始まるので、確かにそう感じるのは仕方ないようにも思います。

吃音のある子の真似をしてはいけないとは今でも言われることですが、それは、真似される側を嫌な気持ちにするからです。しかし、かつては、真似する側にとってよくないから、というのが主で、その点で今とは大きく異なっています。さらにその時代においては、吃音のある子の気持ちが考えられることが少ないのみならず、吃音のある子はある意味、差別にさらされていたとも言えます。

「どもる子とは遊んではダメよ」

という具合です。吃音があると、学校で他の子どもに真似されたりするだけでなく、このように大人からも避けられ、差別された時代があったのです。とすれば、その時代に吃音で悩んでいた子どもたちの中には、いじめを受けた人も少なくないだろうことが容易に想像できます。

大脳半球優位説と左利き矯正説

さて、吃音の原因に関する仮説のうち、最も古いものとして知られるのは、一九三〇年代にサミュエル・オートンとリー・エドワード・トラヴィスが発表した「大脳半球優位説」です。この説が生まれた背景には、それまでの様々な脳研究の積み重ねがありました。まずは一八六一年にフランスのピエール・ポール・ブローカが、大脳左半球の前頭葉の病巣が発語の障害と関連があるとする報告をします。現在「ブローカ失語」と呼ばれるものです。また、一八七四年には、ドイツのカール・ウェルニッケが、同じく大脳左半球の側頭葉に病巣があると、話を聞くときの理解に障害が出るという、いわゆる「ウェルニッケ失語」について報告しました。

そして、それらの研究を根拠として、一九世紀後半には、脳の部位にはそれぞれ役割があるという「大脳機能局在説」が提唱されるようになりました。大脳の右半球と左半球はそれぞれ、身体の左側と右側の働きを司る。そして言語中枢は左半球にある、といったことが知られるようになったのです。

そうした中、一九二八年にアメリカのオートンが、左半球に障害を負った人が失読症（後天的な脳の損傷によって文字が読めなくなったり読みづらくなったりする障害）になったことを発表します。また一九二〇年代には吃音のある人は左利きか両手利きが多いという報告があったことから、吃音についての仮説として「大脳半球優位説」が提唱されるに至りました。

この仮説によれば、吃音がない人は左半球が発話指令を行っていますが、吃音者は両半球が同じくらい言語に関わっているとされます。両半球から同等の発話運動指令を異なったタイミングで受け取ることで、どちらの運動指令に従えばいいか混乱して吃音が生じるというのです。

このことから、利き手を右に矯正された人が吃音になるのではないかと推測されました。そこで、本来の左利き・両手利きに戻すと吃音が治るのではないかと考えられたのですが、実際にそれを行ってみると、左利きに戻したからといって吃音が治るわけではないことがわかり、その結果、利き手矯正説に疑義が呈されることになりました。

吃音と気づいたら本当の吃音となる「診断起因説」

オートン、トラヴィスの「利き手矯正説」に疑問を持った研究者に、アメリカのウェンデル・ジョンソンがいます。

ジョンソンは、「利き手矯正説」を否定するために、吃音のある人(吃音群)四六名と、吃音がない人(非吃音群)四六名を集めて、データ収集を行いました。

吃音群では、左利きが一三%、両手利きが八・七%、右利きに矯正された人は二六・一%。一方、非吃音群では、左利きが一〇%、両手利きが一三%、右利きに矯正された人は三〇・四%でした。そのデータから、吃音群の中に右利きに矯正された人が特別に多くないことを示したのです(図2、68ページ)。

ジョンソンはその結果を基に「利き手矯正説」を否定し、代わりに自分の新しい原因仮説を発表します。それが「診断起因説」です。幼児期に始まった吃音の多くが自然回復(自然治癒)することは知られていましたが、回復するか否かの違いについてジョンソンが一九四〇年代に提唱したのがこの説でした。

この説の主旨は次の通りです。

	吃音群	非吃音群
人数(N)	46	46
左利き	13.0%	10.0%
両手利き	8.7%	13.0%
右利きに矯正	26.1%	30.4%

(Johnson et al., 1942)

1940年代には、
「左利き矯正説」はすでに否定されている

図2　利き手と吃音の有無の違い

「吃音は、子どもの非流暢な発話を親が〝吃音だ〟と決めつけ、子どもに意識させることで発症する。すなわち、吃音は子どもの口から始まるのではなく、親の耳から始まるのである」

ジョンソンがこのような仮説を作った背景には、彼自身の幼少期の体験がありました。まだジョンソンが学童だったころ、学校の先生が彼の母親にこう伝えました。

「息子さんは、どもっています」

すると母親は、息子に言葉の繰り返しや引き伸ばしをやめさせようと、ジョンソンの非流暢な話し方に干渉を始めました。

「ゆっくり話しなさい」

「落ち着いて話しなさい」

「もう一度、どもらないように話しなさい」

そんな声かけを繰り返し行ったのです。それはジョンソンの話し方をスムーズにする効果を持たなかったばかりでなく、本人を嫌な気持ちにし、彼の吃音に負の影響を与えたようです。その体験から彼は、親が話し方について過度に干渉することで吃音は持続するのだ、と考えるようになりました。別の言い方をすれば、この仮説は、「吃音の原因は吃音を矯正しようとすることにある」ということとも言えます。そしてジョンソンは、吃音の治療法は、「吃音を意識させないこと（矯正しないこと）」という考えを強めていきました。

この「診断起因説」の長所は、幼児吃音の矯正が、吃音からの回復に結びつかないことを示唆していることです。それはつまり、吃音のある子に対しての周囲のあり方として大切なのは、表面的な話し方にとらわれることではなく、話す中身に目を向けることだということでもあります。

逆に「診断起因説」の短所は、「吃音をいつまで意識させないのか？」を明らかにしていないことです。すなわち、意識させない状態をいつまでも保とうとすると、いつしか「吃音の話題は、触れてはいけない問題」だという暗黙の意識を子どもに持たせることになってしまいます。日本では、このような意識のもとで、吃音の話題をすることはいいことではないという風潮ができていたため、吃音のある子が悩んでいても、ＳＯＳを出していても、親も学校も気づいてあげられない風潮が持続していました。

また、「意識させた親が悪い」とも解釈され、「吃音の原因は親である」だけではなく、「吃音は虐待の兆候である」という誤解も生まれました。

この「診断起因説」は今から約八〇年前の仮説ですが、この仮説がベースとなって様々な誤解が生まれていったことを知らないと、間違った知識のまま吃音のある子どもに接してしまうことにもなりかねません。

ただし、一時信じられていた説というのは、後年データを用いて科学的に否定されても、人々の間で根強く広まってしまうものです。

左利きを右利きに矯正する可能性がある人は誰なのかと考えると、一般に母親が第一候補に挙がりますが、とすると、左利き矯正説にしても診断起因説にしても、母親が非難の対象となってしまうでしょう。その結果、子どもの吃音は虐待の徴候である、というところまで話が広がっていったのだと想像できます。

２・２　悪者は母親？

戦後の日本の原因論

前節で触れたように、日本では戦前、吃音の原因は「真似」にあるとする考えが主流でした。しかし、戦後、アメリカからの情報が入ってくるようになると、その考え方は変化していきました。ところが、誤った考えは依然として広まったままです。一九六六年二月九日、読売新聞朝刊で吃音が大きく特集された際、記事にはこう記されています。

どもり自体は、遺伝でも体質でもなく、決しておそろしい〝病気〟ではないのです。おかあさんの努力や適切な治療で、完全になおすことができるのです。
どもりの原因は何でしょうか？　大別して、聞いてどもりになるものと、心理面からくるものとの二つに分かれます。
①母親が早口であったり、家族にどもる人がいる場合です。

②母親のしつけが必要以上にきびしく、ハシの持ち方、言葉使いをやかましく注意したり、また、家族の不和とか、引っ越しばかりで落ち着かないといった家庭環境が原因となります。

「真似」という説こそ姿を消してはいるものの、遺伝や体質ではないと明記された上、「左利き手矯正説」や「診断起因説」の影響を受けて母親が悪者にされています。母親の努力の問題とされているため、これを読んだ当時の吃音のある子の母親は、自分の育児法に自信をなくしただろうと想像できます。つまり、吃音の原因を一手に背負わされていたのは、母親だったのです。

いずれにしても、子どもの吃音は、母親の責任だという風潮が非常に強い時代だったことがうかがえます。

母親が一手に吃音の原因を負わされていたのは、今から約五〇年ほど前に当たりますが、その影響を最も大きく受けているのは、現在、孫がいるおじいさん、おばあさんの世代だと思われます。そのため、子どもに吃音が始まったとき、母親の味方となるべき祖父母から、「しつけが厳しいいんじゃないの?」

と言われてしまったという母親が少なくありません。

しかし実は、おじいさんおばあさんだけでなく、吃音の専門家とされるベテランの言語聴覚士でさえ、吃音に関して母親などの育児姿勢を正す、いわゆる「環境調整」が大事だという考えを持っている人が依然として存在しています。

吃音は、七〜八割が自然回復する疾患です。母親の育児態度を批判し、それが的外れであったとしても、自然回復してしまうことがあるので、その指導でよかったのだ、と思っているのかもしれません。

「吃音の原因は愛情不足です」

二〇一七年一月七日の毎日新聞に、言語聴覚士の国家試験を受ける一人の女性のことが紹介されていました。小林奈弓さんというその女性には、吃音のある息子さんがいます。吃音は二歳のときに始まって、三歳のときに言語聴覚士に相談に行きましたが、そこで彼女は思わぬことを言われてしまいます。

「吃音の原因は愛情不足です。息子さんにもっと愛情を注いであげなさい」

そして、子どもへの接し方について、逐一ダメ出しをされたそうです。まだ一歳に満たない下の子にばかりかまっているからだ、と言いたかったのでしょう。

私は小林さんとお会いすることがあり、当時の状況を彼女に詳しく聞きました。子どもの吃音はよくならないまま、彼女はその言語聴覚士のもとに通い続け、行くたびに、子どもへの接し方について、ダメ出しをされました。吃音の相談に行ったのに、吃音は治らず、さらに彼女は母親としての自信もなくしてしまったといいます。その後、相談に行くのを中断しました。

息子さんは小学校に入ると、吃音のために友達にからかわれたり、仲間はずれにされたりもしました。しかし、小林さんが、私の本の中に「母親は悪くない」「本人も悪くない」と書かれてあるのを読み、息子さんにもそれを伝えると、息子さんに変化が現れたそうです。自らの吃音に向き合い、友達に吃音を告白するなどしたところ、自信も持てるようになったそうです。

小林さんは、その後、自分自身が言語聴覚士になると決めて勉強し、無事合格することができました。そして息子さんの吃音支援をしながら、働き始めているとのことでした。

ここで触れた言語聴覚士とは、言語障害を専門に扱う国家資格を要する職業です。日本では、一九九九年に第一期生が誕生して以来、毎年一五〇〇名ほど有資格者が増えており、二〇一八年現在、全国に約三万人います。吃音について専門の教育を受け、病院、その他の施設で吃音者の悩みや相談に向き合うのは、日本では主にこの方たちです。

一方アメリカでは、同等の専門職は、日本よりかなり先に誕生しています。「アメリカ言語聴覚士協会（ＡＳＨＡ）」がニューヨークで発足したのは一九二五年に遡り、以来、九三年にわたって言語聴覚士という職業は存在し続けています。現在、同協会には一九万人を超える会員がいます。

２・３　一八〇度の転換

吃音は、家族間で遺伝する傾向がある

一九九〇年代以降、吃音の原因は家庭環境ではなく、生まれ持った体質・遺伝であるとする考えが徐々に出てきました。これは、それまでの吃音の原因論に対して一八〇度の方向転換とも言えます。

Stuttering tends to run in families.
吃音は、家族間で遺伝する傾向がある。

近年、海外で吃音について語られるとき、この言葉が使われることが増えてきました。つまり吃音は、育て方や家庭環境、本人のストレスが原因なのではなく、吃音になりやすい体質から始まる、ということが世界の吃音研究者たちの共通理解となっているのです。

では、実際に体質と環境のどちらが原因と言えるのかは、どうやって調べたらよいのでしょうか？

一九九一年にオーストラリアのギャビン・アンドリュースらが、三八一〇組の双子について調査をしました（図3）。双子には、両親から引き継いだDNAが完全に一致する一卵性と、一致しない二卵性とがありますが、この調査では、一八〇〇組が一卵性で、二〇一〇組が二卵性でした。

調査の結果、一卵性の双子一八〇〇組のうち二人とも吃音だったのは一〇組で、一人だけが吃音なのは四〇組。一方、二卵性の二〇一〇組のうち二人とも吃音だったのは三組で、一人だけが吃音なのは八二組でした。これを統計解析した結果、アンドリュースらは、吃音の

	全双子ペア	2人とも吃音	1人だけ吃音	4分点相関係数	
1卵性女	1233	4	20	0.712	遺伝子が同じ
1卵性男	567	6	20	0.735	
2卵性女	751	1	16	0.441	遺伝子が違う
2卵性男	352	1	19	0.272	
2卵性男女	907	1	47	0.134	

（N=3810組）　（Andrews et al.,1991）

図３　体質・環境の割合を求めた双子研究

原因には、体質（ＤＮＡ）の関与が約七割であるのに対して、体質以外は約三割という結果を出しました。

二〇〇〇年にはスーザン・フェルセンフェルドらが、一五六七組の双子について吃音の発症を調査しました。この調査でも先と同様な結果が得られたため、体質が約七割、という結果は再現性があり信頼できると考えられます。

つまり、吃音は、生まれ持った体質（ＤＮＡ）の要因で生じることが多いと考えられるのです。

進む遺伝子研究

吃音の発症に関与する遺伝子研究は、少し

ずつ進んでいます。ただ、日本でも個人情報保護法が施行されているように、研究においてもＤＮＡという個人情報を扱うことには慎重さが求められるようになっています。

ここでは、医学雑誌 the New England Journal of Medicine に、二〇一〇年にアメリカのチャンス・カンらが発表した研究（Mutations in the lysosomal enzyme-targeting pathway and persistent stuttering.）を紹介しましょう。

それまでに、吃音に関するＤＮＡ異常の一つに12番染色体が関与していることがわかっていました。そこでカンらは、近親者に吃音者が多くいるパキスタン人の家族のＤＮＡを抽出して、12番染色体について詳細に調べました。すると、ＧＮＰＴＡＢと呼ばれる遺伝子の突然変異が吃音の発症に関係がありそうなことが明らかになってきました。ＧＮＰＴＡＢ遺伝子の異常は、細胞内の老廃物処理を担う「リソソーム」の異常を促します。その結果、脳の白質形成が異常をきたし、脳の構造および機能変化が発生し、吃音の原因となるという説を述べています。

私の吃音外来に訪れる子に、家族や親戚に吃音のある人がいるかどうかを確認すると、三人に一人の割合で、「いる」という回答を得ます。また、家族や親戚に吃音のある人がいなくても、父親と母親から受け継ぎ、再編成されたＤＮＡがたまたま吃音になりやすいものになったというケースもあることは推測できます。

もちろん、ＧＮＰＴＡＢ遺伝子だけが吃音の原因となる遺伝子だということではありません。しかし、今後の研究でさらに、吃音に関連する遺伝子が明らかになっていくと思われます。また、吃音のある子どものうち、自然回復する子と吃音が持続する子との差はまだ証明されてはいませんが、私は、それはＤＮＡの差だろうと考えています。それゆえに私は声を大にして言いたいです。

「吃音のある子の親、特に母親は決して悪くないんですよ」と。

吃音は愛情不足のサインではない

このように、日本では吃音の原因は戦前には人真似にあるとされ、戦後は家庭環境にあると主に考えられてきました。インターネットを調べると、今でも吃音についてそのように書かれているケースも少なくありません。そうした情報を見た上で私の病院に来院する人も多いようで、時々、子どもとともに来た母親に、次のように言われます。

「下の子が生まれてから、この子に十分愛情を注げていなくて申し訳ないことをしました。それで吃音になってしまったのではないかと心配しています」

「吃音って、愛情不足のサインなのですよね？」

吃音が始まるのは、多くが二歳から五歳の間です。ちょうど、トイレや食事（箸の持ち方）のときに目が離せず、おもちゃの片づけも手伝わなければならなかったり、育児に手のかかる時期に当たります。それゆえに、次のような声も聞かれます。

「トイレトレーニングで厳しく叱ってしまった」

「利き手を矯正した」

「おもちゃを片づけないから、厳しく叱ってしまった」

そうしたことを言う親御さんに、私はいつも伝えます。

「愛情と吃音は関係ないですよ」

と。実際、病院に連れてくること自体、その子の将来を考えている証です。それだけでも、十分に愛情のある親だということがわかります。

また、下の子が生まれてから親の意識がそちらに向かったのが原因じゃないかと心配する母親もいますが、私の外来に来た九四名の吃音のある子について調べると、一人っ子が二三%、兄姉がいる子（本人に弟妹がいない）が二五%、真ん中の子が九%、弟妹がいる子（本人に兄姉がいない）が四三%という割合になっています（図4）。下の子がいなくても、吃音の

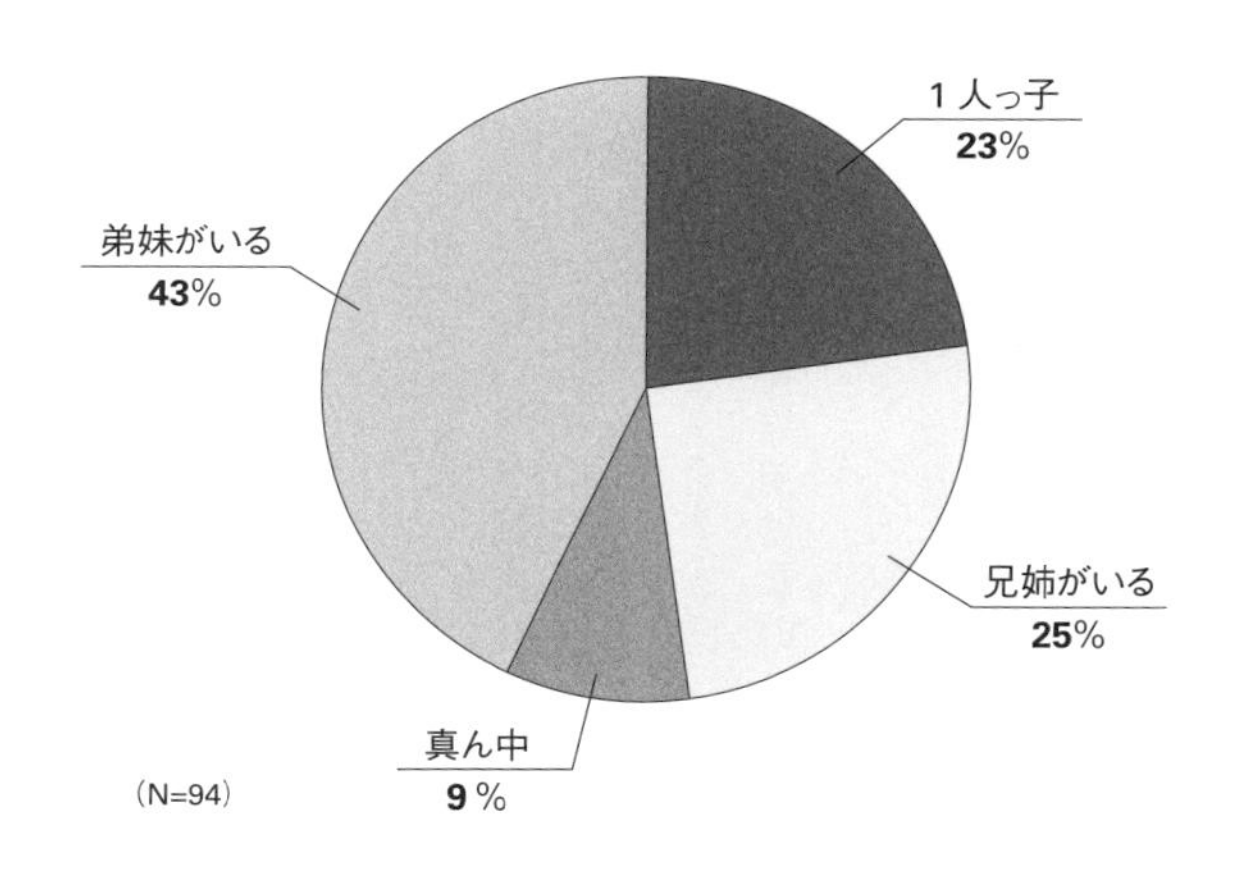

図４　吃音のある子の兄弟姉妹

ある子が多数いることがわかるでしょう。

もう一つ、下の子がいることと吃音は関係ないという根拠として、中国の一人っ子政策の例をご紹介します。私は病院に来た母親に、ときに次のように話します。

「中国では一九七九年から二〇一五年までの間、一人っ子政策を行ったため、今の若者は一人っ子ばかりになっています。しかし、中国だけ吃音のある子が他の国・地域に比べて少ないという報告はありません。下の子が生まれなくても、お子さんの吃音は始まったのだと思います。たまたま、下の子が生まれるタイミングと重なっただけです。お母さんは、今までの育児に対して、自信を持っていいですよ」

すると、緊張した顔がほころんでいくのをよく見ます。

遺伝子研究などが進み、吃音の原因に対して科学的な説明が探られるようになる以前は、母親の味方になる人はいませんでした。だから、吃音のある子どもの母親は孤独で、吃音の原因をも背負うことになってしまったのだと思われます。しかし、これからは、自分に自信を持ち、子どもの味方となれる母親が増えていくことを願っています。

2・4 急激な言語発達の〝副産物〟

吃音は虐待の兆候ではない

文部科学省が、二〇〇六年五月に作成した「学校等における児童虐待防止に向けた取組について（報告書）」の五一ページに、虐待防止のためのアメリカ（シカゴ）での取組が紹介されています。その中で、「虐待の兆候」を発見するために知っておくべきこととして次の八点が挙げられています。

・吃音から心理的虐待を発見できる場合がある。
・身体的虐待による体の傷や痣の確認。
・教師が服を脱がせて確認することはできない。
・School Nurse は服の下の傷を確認する権限がある。
・警察は写真を撮るよう指示するが、通告から二四時間以内ならあざは消えない。
・生徒の話すことと傷が合致しない場合は通告する。
・作文や詩の授業で虐待を発見することもある。
・他国からの移住で、母国の習慣では虐待ではない扱いでも、アメリカでは虐待に該当する例もある。行為を否定はせず、他に何か方法はないか一緒に考える。

(http://www.mext.go.jp/a_menu/shotou/seitoshidou/06060513/001/012.htm)

このように、虐待の兆候として吃音が最初に挙げられているのですが、この書かれ方には私は大きな違和感を持っています。この報告書をまとめた方が、「虐待防止先進国のアメリカに学んだこと」として紹介したかったのかもしれませんが、これは当時の文部科学省の「吃音」に対する認識をよく表しているように思えます。吃音＝育て方の問題、家庭環境の問題、という誤解がいかに根深いものであるかを感じさせます。

速すぎる頭の回転

二〇一三年にオーストラリアで、「四歳になるまでの、吃音の自然発症率：前向き研究」（前向き研究：研究を立案、開始してから新たに生じる事象について調査する研究）という疫学研究が発表されました。一九一一人の子どもを生後八ヵ月から四歳まで追跡し、生育環境と吃音発症の関係について調べた前向き研究です。この研究でわかったことは、大きく分けて次の三点でした。

1 子どもの性格・気質・感情面は、吃音発症に関係ない。
2 母親の精神状態は、子どもの吃音発症に関係ない。
3 吃音のある子は、他の子と比べて、言語発達が良い。

このように、吃音が始まる子の母親の精神状態は普通の母親と変わりなく、本人の性格・気質・感情面も、吃音が発症する・しないとは関係がないという結果が得られています。すなわち、吃音は心理的な原因で始まることはないということです。

この論文では、吃音は、急激な言語発達の〝副産物〟であると結論づけています。つまり吃音は、言語の発達面で劣っているために始まるのではなく、逆に進みすぎているために始まることが示唆されているのです。

だから私は、診療時、「なぜ、吃音が始まったのか」を本人に説明する際、「君の頭の回転が速すぎて、口がついてこられなかったからだよ」と言っています。すると、誇らしげな表情を見せてくれるお子さんがいます。吃音があることで、マイナスに感じることを最小限にしたい――それが私の臨床姿勢になっています。

第3章

吃音治療の歴史と現在

3・1 吃音治療の始まり

伊澤修二が開いた「楽石社」

日本の吃音治療の歴史は、伊澤修二（一八五一――一九一七）が一九〇三年に東京の小石川に「楽石社」を創立したことから始まります。伊澤修二は、明治・大正期の教育家です。教科書の編纂、国家教育運動、師範教育、音楽教育、体育教育、盲唖教育、そして、台湾をはじめとする植民地での教育、中国語の言語研究など、広範な分野で活躍したことで知られます。

伊澤は一九〇〇年に気管支炎にかかり、一時は命に関わる状態にまで陥るのですが、何とか一命はとりとめます。そして病気から回復すると、伊澤は貴族院議員以外のすべての役職から身を引くという決断をします。その後、弟・末五郎が吃音であったことをきっかけに、吃音の矯正・治療に取り組み始めることになったのです。

彼が開いた楽石社には、当初、以下の八つの目的がありました。

1　視話法（発音の際の口の開き方を図で示し、発音を習得させる方法）を伝習する。
2　正しき日本語音を伝習する。
3　正しき英語音を伝習する。
4　正しき清国語音（中国語音）を伝習する。
5　正しき台湾語音を伝習する。
6　方言のなまりを矯正する。
7　吃音を矯正する。
8　唖子にものを言わせる。

このいずれかに関心のある人を募集したところ、集まったのは一二歳から五〇歳までの七名で、意外にも、すべて吃音矯正を希望する人たちでした。そこで伊澤は、弟・末五郎を助手として、この七名を相手に、自宅の十畳座敷で吃音矯正の事業を始めたのです。一九〇三年三月二〇日のことでした。そしてその後、吃音矯正を希望する者が多く来所するようになりました。

伊澤が考えた吃音の原因

伊澤は、一九一一年に行われた吃音矯正事業の報告ならびに修了者の成績発表の場において、吃音の原因を次のように説明しています。

此の吃りの原因と云ふものは、色々複雑したものでありますが、大体の原因と見ることは喉頭の中にある声帯を、締付けるのが主要の原因である。併しそれよりもう一層深く立ち入つて見ると云ふと、実は声の出来る源から違って居る点があります。どこが違って居るかと云ふと、通常の人は声を作るには腹で気息をして声を作る、所が吃りは腹で気息をすることが大抵出来ぬ、それで気息も充分つけぬから声も十分に出来ぬ。横隔膜の伸縮によって呼吸を十分にするのでなければ十分の声といふものは出ない。所が吃る人の十人の八九人と云ふ者は横隔膜は使はれない、そこで咽に来て声帯を動す筋が締るから声が出ないと云ふのが先づ吃る一番の原因である。それであるからして声帯を楽に開閉が出来るやうにさせてさうして其の舌の前とか、舌の本と云ふやうな所を楽に自由に使へると云ふやうにすればそれで直るのであります。

つまり伊澤は、吃音の原因は声帯と横隔膜の動きにあると考えていました。呼気を作り出す横隔膜を使った腹式呼吸がうまくできず、それゆえに、声帯を締め付ける過緊張の状態が発生して声が出ないのだ、と。そのため、まず声帯を弛緩させるよう「ハヘホ」の練習を繰り返す訓練を取り入れました。

「ハーハーハー」

「ヘーヘーヘー」

「ホーホーホー」

そのように繰り返し言うことで、声帯の締め付けを緩めることを目指しました。

そして次に、横隔膜を鍛えるために、腹式呼吸の訓練を開発しました。人の声は呼気があって生成されます。その呼気にとっては腹式呼吸が大切であるため、伊澤は腹式呼吸がうまくできているかを客観的に測定できる、「ガラス性度数器」や「レール付き度数計」といったものを用いた量気計を開発しました。

発声を構成する要素として、呼吸、声帯の他に発音（構音）がありますが、伊澤は吃音者にどもりやすい音があることに気づき、構音についての練習法も考えました。日本語の多くは子音＋母音で成り立っていますが、各語の子音を母音化し、続いて各子音に適当な母音を加え、発声するという方法です。たとえば「か＝k＋a」であれば、kをはっきり言わずaを引き伸ばす。すなわち、「かきのたね」であれば、「かあーきいーのおーたあーねえー」と発音するという具合です。

急速な発展

伊澤が亡くなる一九一七年まで、彼の吃音矯正事業は急速な発展を遂げました。一九〇三年に小石川の自宅に集まった七名から始まって、吃音矯正全治者は、一九〇六年で約一〇〇〇人、一〇年には約二〇〇〇人、一二年には約三〇〇〇人、一六年には約四五〇〇人、一七年には約五〇〇〇人という具合に増加していきました。

吃音矯正事業が急速に発展した理由には、伊澤自身の文部省との関わりや、貴族院議員としての活動が彼の事業の認知を助けたという点が挙げられます。また、事業に対して援助を受けられるようにもなっており、たとえば一九一〇年三月には、吃音矯正事業の実績によって内務省より一〇〇〇万円が寄付されています。ちなみにその年、内務省は全国に約四〇〇あった慈善博愛事業のうち一二四に助成を与えましたが、楽石社が受けた寄付金額はその中で二番目に多いものでした。

一九一一年四月には小松原文部大臣が楽石社を訪問し、授業を見学、そして無料吃音矯正受講者の話を聞いています。その結果、効果が著しいと判断し、吃音矯正の事業の成果が顕著であることを確認したと報告しています。

当時は、このように文部省からの寄付もあったため、貧困者に対しては費用の全額補助が適応されていました。それ以外の人については、吃音講習料として二〇円、別に練習費一円二〇銭、楽友会費一円二〇銭が必要でした。

世界一の吃音治療大国

伊澤は、電話の発明者であるアレキサンダー・グラハム・ベルとアメリカ留学時に知り合っています。その縁もあってか、自身が開発した吃音矯正法を一九〇三年、アメリカ・セントルイスの世界博覧会にて発表する機会を得ました。そしてその方法が、まだ世界で誰も実施していないものであることが確認されたとしています。

一九一〇年には、伊澤はヨーロッパに行き、吃音矯正で有名だったドイツのヘルマン・グッツマン博士の研究を視察しました。その結果、自身とグッツマンの矯正方法は、具体的な

治療の手法は似ているとしつつも、理論の根本が異なると主張しています。グッツマンによれば、

1　吃音の原因は、脳神経すなわち脳の言語中枢にあり、

2　吃音者は生まれたときから吃音になりやすい性質を持っている

となります。伊澤はそれとは反対に、「吃音の原因は、声帯を締めるという誤った習慣にある。生まれつきではなく、吃音のある人の話し方を真似することによって獲得するものに違いない」としていました。

伊澤は、自らの方法の治療成績に比べてグッツマンたちの成績がそれほど高くない様子を見て、自分たちの方法が勝っていると考えました。日本語は子音＋母音である一方、ドイツ語は語尾が子音で終わることが多いことが治療成績の差に表れていたようにも考えられます。伊澤の記載にもこうあります。

グッツマンは非常に骨を折つて独逸語の吃りを直して居るが、独逸語は語尾を締める

か締めないかと云ふことを能く知って居ないやうである。（中略）前の言葉の終りの父音と後の言葉の始めの母韻とをくつ付けて発音させます。さうすればファイナルコンソナントの処で声帯がしまらないから楽にいへるのである。

すなわち、伊澤は声帯が重要であると考え、声帯を開き、腹式呼吸を徹底すること、「ハー、ヘー、ホー」を中心とした発音訓練をすることによって吃音は必ず治るものととらえていたことがわかります。

この一九〇〇～一九一〇年代は、日本は、ドイツよりもアメリカよりも吃音治療が盛んで、世界一の吃音治療大国であったとも言えるでしょう。しかし、その牽引役となっていた伊澤は一九一七年、六七歳のとき、脳出血で急逝してしまったのです。

伊澤の教えを発展させた松澤忠太

私は二〇一五年、吃音矯正の歴史を調べるために、長野県上水内郡の小川村を訪れました。その村は、伊澤修二の後継者となった松澤忠太の故郷であり、小川村郷土歴史館には彼に関する数々の資料が保管されていました。私は、松澤忠太の兄・景二夫のお孫さんにお会いして、それらの資料を見せてもらうことができました。

松澤忠太は、一九一七年に伊澤修二が急死した後、楽石社の事業を引き継ぎます。そして松澤が吃音矯正事業を発展させたことに対して、政界、学会、芸術界に活躍する多くの人たちによって謝恩会が設立され、東京・本郷に新しい校舎の建立が進められることになりました。しかし、その完成直前の一九二三年九月一日に関東大震災が起き、新校舎は消失。それを受けて松澤は、吃音矯正の場を大阪に移し、大阪市立聾唖学校（現・大阪府立中央聴覚支援学校）の校舎を借りて、吃音矯正を再開しました。

大阪市立聾唖学校での吃音矯正は急速に発展します。松澤の矯正指導は、腹部丹田からの発声に加えて、精神力を高めて吃音を征服し、社会での活躍を目指すというものでした。

「やればできる　やってできないことはない」

そう訴える松澤の情熱的指導は評判になりました。その評判は、当時の大阪市長・關一（せきはじめ）にも届き、結果、一九二七年一〇月の大阪市会で御津小学校校舎を無償贈与する決議が可決され、さらに大阪府より五〇〇余坪の土地の払い下げが決まります。そうして一九二八年には公益財団法人日本吃音学院の校舎が完成しました。一九〇三年から一九三三年までに合計二万一六二一名の吃音者を全治したという記録があります。

松澤は、出張吃音矯正講習会も多くの土地で行いました。そうした功績を高く評価され、戦前、社会事業功労者として天皇陛下に三度の特別参拝（一九二五年五月一九日、一九二九年六月四日、一九三一年一一月一五日）の機会を得たのをはじめ、宮内省表彰約二〇回、文部省、朝日新聞社、毎日新聞社による各表彰など、数多くの栄誉を手にします。そうした影響もあり、当時は誰もが、吃音は矯正できるものだと思うようになったのでした。

松澤が一九四四年五月二六日、五八歳で亡くなると、日本吃音学院の事業は小林正直に引き継がれます。その後は、戦前ほどに盛隆することはなく、一九七六年、学院の敷地を返還することになり、規模は縮小していきました。

生々しい記録

楽石社で実際に行われた吃音矯正に関しては生々しい記録が残っています。

一九一六年一〇月に長野県高遠町で三週間にわたって開かれた吃音講習会について、治療を受けた六六歳の男性が記した感想です。

午後になると講習生は独習で三峯川（みぶがわ）の河原に行き、矯正法の本を頼りに川の瀬音（せおと）に負けない大声で発音の練習をした。先生の指導は極めて厳格で、二度注意して出来なければ両手で受講生の頬(ほお)をつまみ上げた。(中略)その期間中十六歳位の書生が先生につきそっていたが、その書生は時々受講生に先生は大変きつい、自分も先生に叩かれることがよくあると話された。先生の熱心な指導により、受講した吃音者はほとんど吃音が矯正された。

伊澤修二は、吃音は必ず治るものとしてとらえ、腹式呼吸と発声法に加え、この受講生の感想にも見られるような、頬をつまみあげたり叩いたりするような、厳格な指導法を用いていました。

では、そのような方法で実際に吃音を完全に治すことができていたのでしょうか。

一九〇八年八月二三日の読売新聞の記事によれば、楽石社では、吃音が「全治した」かどうかを判断するために試験を行っていました。それはたとえば、次のような文章をすらすら読めるかどうかを見る、というものでした。

「かっぱと、かめとが、かけごとなして、かちかちやまを、かけまわって、かけくらを、はじめたかっぱは、かめを、かけぬけて、かちかかったがきちユーで、かツけに、かかって、かツこんとーを、のんでいた」

こうした文章を「滞りなくスラスラと言うことができれば卒業でき、普通の人と少しも変った所はない」と判断されたようでした。

これは、吃音を治すというよりは、滑舌をよくするのが目的であるような問題です。伊澤は、自分自身が吃音者ではないために、このような文章を読んで吃音が表に出てこなければ全治した、と判断したのかもしれません。しかし、これがすらすら読めることと、「全治」すること、すなわちあらゆる場面で吃音が出ないことはまったく別のことだと言えます。

吃音は、反復練習を行うと軽減するものの、一旦場面が変わるとまた出てくるという特徴を持っています。つまり、電話や発表、また、上司への報告など、場面が変われば吃音は出てきてしまう、という場合が多いのです。

だとすれば、「全治した」と言われて吃音矯正を終えても、場面が変わったら再びどもり、「なんだ完治できていないじゃないか！」と訴える吃音者もいただろうことが想像できます。そうした声に対して、吃音治療者はどう答えていたのでしょうか。ここに、参考になる資料があります。

日本吃音治療教育研究連盟（日吃連）が発行していた「新吃音研究」一九八二年復刊第三

巻第三号の中で、望月勝久（埼玉県川口養護学校校長）はこう話しています。

ことばの教室では、どもらない読み方、話し方の技術の基本を教えるところ。それを定着させて吃（どもり）を軽減したり消したりするのは、その子や大人が、自分でやることと、考えている。

ひとり、ひとりの吃（どもり）のようすは違っても、ハイ、サヨナラ、をしてもいい、と思うんであります。そのあと、ヨロシイようになるまで、1年かかるにしても、10年かかるにしても。どれほどかかりましょうとも、教室じゃ知っちゃないと割り切るであります。

つまり、どもらない方法は教えるけれど、定着し、完治できるかは、その人個人の責任だということです。これは伊澤の時代よりだいぶ後に書かれたものです。伊澤のころもまた、このような考え方が一般的だったのかもしれません。

小島信夫の芥川賞候補作『吃音学院』

作家・小島信夫に、『吃音学院』という小説があります。一九五三年下半期に芥川賞候補になった作品で、一九五〇年代の吃音矯正所の実態を書いたものです。

小島が実際に訪れていることもあり、舞台は大阪の日本吃音学院だと思われます。作中、そこでの矯正法について次のように書かれています。

ゆっくりと腹の中から自然に空気を口腔（こうくう）に送り込み、口形を作り声帯をしずかにふるわせる。お経の読み始めの眠くなるような調子。それがそっくり吃音矯正の発声法の調子なのだ。

志あるものは必ず治るといい、そのお経読みをマスターして、学外実地で電話をかけまくる。矯正所の集団は、「俺たちはどもりだ、どもりだ」と大きな声を出して町を歩くことで、羞恥心をなくす訓練をする。他の人から見れば、間違いなく奇妙な集団に見えたでしょう。

そして矯正の最終の仕上げについてはこうあります。

矯正の実をあげるために、公衆の面前でどもりの経歴および全治に至った次第を述べるのである。恥をかき懺悔(ざんげ)を行うことで解脱するのである。

現代でいう「吃音のカミングアウト」に近いものと想像できます。「全治に至った」と言いながら、「恥をかき」「解脱する」という文言がある点から判断すれば、結局、治ってはいないということなのでしょう。

3・2 「吃音を治す」から「吃音とどう生きるか」へ

「吃音者宣言」

戦後になっても、吃音は矯正すべきだという考えは根強く残り続けます。そして、主に吃音で苦労した経験のある人が、同じ境遇にある人を助けてあげたいという善意のもとで多くの民間矯正所が立ち上がりました。その中で特によく知られることになったのが、昭和医科大学（現・昭和大学医学部）で医学博士を取った梅田薫による「東京正生学院」でした。「東京正生学院」では、数週間の集中訓練が行われたことなどもあり、吃音者同士のつながりもできていきました。そして、そこで知り合った仲間同士が一緒に吃音改善に取り組もうとする動きも出てきます。そうした流れの中、「講談のリズムで吃音を治そう」と考えた東京の講談師・田辺一鶴（いっかく）氏の「講談教室」に来ていた吃音者たちが、一九六六年に「言友会」を発足させました。

当初は「どうしたら吃音が治るのか」をみなで考え、治すための努力をともにするという集まりでした。しかし、いくらやっても吃音が治らない人がほとんどです。そこで少しずつ方向性が変化していき、「言友会」発足から一〇年が経った一九七六年、「吃音者宣言」が発表されました。以下、全文を紹介します。

> 私たちは、長い間、どもりを隠し続けてきた。「どもりは悪いもの、劣ったもの」という社会通念の中で、どもりを嘆き、恐れ、人にどもりであることを知られたくない一心で口を開くことを避けてきた。
>
> 「どもりは努力すれば治るもの、治すべきもの」と考えられ、「どもらずに話したい」

という、吃音者の切実な願いの中で、ある人は職を捨て、生活を犠牲にしてまでさまざまな治す試みに人生をかけた。

しかし、どもりを治そうとする努力は、古今東西の治療家・研究者・教育者などの協力にもかかわらず、充分にむくわれることはなかった。それどころか、自らのことばに嫌悪し、自らの存在への不信を生み、深い悩みの淵へと落ちこんで行った。また、いつか治るという期待と、どもりさえ治ればすべてが解決するという自分自身への甘えから、私たちは人生の出発（たびだち）を遅らせてきた。

私たちは知っている。どもりを治すことに執着するあまり悩みを深めている吃音者がいることを。その一方、どもりながら明るく前向きに生きている吃音者も多くいる事実を。そして、言友会10年の活動の中からも、明るくよりよく生きる吃音者は育ってきた。

全国の仲間たち、どもりだからと自身をさげすむことはやめよう。どもりが治ってからの人生を夢見るより、人としての責務を怠っている自分を恥じよう。そして、どもりだからと自分の可能性を閉ざしている硬い殻を打ち破ろう。その第1歩として、私たちはまず自らが吃音者であることを、また、どもりを持ったままの生き方を確立することを、社会にも自らにも宣言することを決意した。

どもりで悩んできた私たちは、人に受け入れられないことのつらさを知っている。すべての人が尊敬され、個性と能力を発揮して生きることのできる社会の実現こそ私たちの願いである。そして、私たちはこれまでの苦しみを過去のものとして忘れ去ることなく、よりよい社会を実現するために活かしていきたい。

吃音者宣言、それは、どもりながらもたくましく生き、すべての人びとと連帯していこうという私たち吃音者の叫びであり、願いであり、自らへの決意である。

私たちは今こそ、私たちが吃音者であることをここに宣言する。

全国言友会連絡協議会

一九七六年五月一日　言友会創立一〇周年記念大会にて採択

「どうしたら吃音が治るのか」という方針から、「吃音は治らないかもしれない。それならば、吃音があるままどう生きていくか」という方針へと変わったのです。

吃音者の国際大会が開かれる

この吃音者宣言から一〇年後の一九八六年、第一回吃音問題研究国際大会が京都で開催されました。第二回（一九八九年）は西ドイツのケルン、第三回（一九九二年）はアメリカのサンフランシスコ、第四回（一九九五年）はスウェーデンのリンショピン、第五回（一九九八年）は南アフリカのヨハネスブルク、第六回（二〇〇一年）はベルギーのケント、第七回（二〇〇四年）はオーストラリアのパース、第八回（二〇〇七年）はクロアチアのドゥブロヴニク、第九回（二〇一一年）はアルゼンチンのブエノスアイレス、第一〇回（二〇一三年）はオランダのルンテルン、第一一回（二〇一六年）はアメリカのアトランタで開催されました。

言友会が世界に先駆けて国際大会を開催できた背景には、やはり、先に触れた楽石社、日本吃音学院の影響が大きいと思います。

二〇一九年現在、言友会は全国三五の地区で週一回から数ヵ月に一回の例会を行っています。外国で、これほどまでの歴史を持ち、かつ、幅広い活動をしている当事者団体というものは実はありません。

一九九九年に全国言友会連絡協議会が作成した例会マニュアルには、次の六つの大きな活動項目が記されています。

1　楽しく話そう（自己紹介、スピーチなど）

2　声を出そう（発声練習、表現読みなど）
3　学習しよう（吃音の基礎知識、森田療法、ピア・カウンセリング、思考法など）
4　本音で語ろう（自分史を語るなど）
5　リラックスしよう（レクレーション・ゲーム）
6　言友会活動のすすめ（会報の発行、吃音者のつどい、ブロック大会、全国大会）

言友会のようなセルフヘルプグループには、「わかちあい」「ひとりだち」「ときはなち」の三つの働きがあると言われています。その中でも「わかちあい」は大切で、吃音の体験・情報・知恵を分かち合うことは、参加者の「ひとりだち」にもつながっていくものです。

「体験のわかちあい」では、吃音で誤解されたこと、悔やまれたことなどを語り合うことで、「吃音で悩んでいるのは自分一人ではなかったんだ」という気づきを得ることができます。それゆえ、それまで抱えていた孤独感から脱出でき、初めて会った人でも十年来の知り合いのような感覚を抱くことが可能になります。

「情報のわかちあい」では、吃音の研究がどこまで進んでいるのかを共有したり、あるいは吃音や吃音者のことが出てくる書籍や映画などの情報を共有します。

「知恵のわかちあい」は、教科書などではあまり書かれていない吃音で困ったときの対処法などを聞くことが可能です。いくつかの例を挙げると、「駅の切符・映画のチケットが買えなくて困っている。タクシーで行き先が言えるかどうか不安だ。お店の窓口で自分の名前を言うことができない」――こうした吃音者が抱える悩みについて、「そのような場合では、口にしないでメモで差し出したほうが、正確に早く相手に伝えることができますよ」といったように、吃音者同士でアドバイスを行うのです。

吃音の専門知識を学ぶ国家資格・言語聴覚士の誕生

前章でも少し触れましたが、一九九七年、国会で言語聴覚士法が成立し、一九九九年、言語障害、聴覚障害、嚥下障害などを専門とする言語聴覚士が誕生しました。二〇一八年時点では、約三万人もの有資格者がいます。

戦後、吃音の専門教育は、教育学部の特別支援教育講座の一分野として、数名の先生方が行っていました。また、吃音のある子を見る場として、小学校の言語障害通級指導教室（ことばの教室）の中で、吃音者と熱心に接している先生もいました。

一方、二〇〇三年には、元広島大学教授の長澤泰子先生を中心とした「吃音を語る会」が発足しました。この会では、吃音の研究や臨床に関心を持っている医師・言語聴覚士・教育関係者・福祉関係者、そして言友会の会員など、様々な分野の人々が対等の立場で研究や臨床について話し合ってきました。そして、活動一〇年目の節目の二〇一三年、「吃音を語る会」という名称を「日本吃音・流暢性障害学会」へと改め、研究者だけではなく、当事者、その保護者も含めて語り合う場を作りました。

二〇一八年には、それまで個別に国際学会を開いていた国際クラタリング学会（ＩＣＡ）、国際流暢性学会（ＩＦＡ）、国際吃音者連盟（ＩＳＡ）の三つの団体、そして、日本吃音・流暢性障害学会、ＮＰＯ法人全国言友会連絡協議会の共催による初の世界合同会議「吃音・クラタリング世界合同会議 in Japan 2018（大会テーマ：科学と吃音コミュニティ――ことばがつなぐ一つの世界）」が広島で開催されました。

また、言友会はもともと吃音のある成人の集まりでしたが、近年は、小・中・高校生の吃音者のつどい、保護者たちの集まりも増えてきています。吃音を持ちながらどうやって生きていけばいいのか、保護者や周囲の人たちはどう支援していけばいいのか、そうした輪も広がりつつあるのが現状です。

3・3　吃音の軽減法

すぐに吃音が軽減する方法

ここまで、日本の吃音矯正・治療の歴史を駆け足で紹介してきました。一方、世界ではどのような吃音矯正・治療が行われているのでしょうか。

一九八三年にオーストラリアのギャビン・アンドリュースらは、吃音治療にはどのようなものがあるか、一九八二年までの吃音の様々な論文をまとめた総説論文を発表しています。彼らは吃音治療の方法（吃音を軽減する方法）を、図5のように、「すぐに吃音が八〇〜一〇〇％軽減する」「すぐに吃音が五〇〜八〇％軽減する」「徐々に吃音が八〇〜一〇〇％軽減する」「徐々に吃音が五〇〜八〇％軽減する」の四つに分類しています。

まず、「すぐに吃音が八〇〜一〇〇％軽減する」方法にはどのようなものがあるのか、具体的に見ていきましょう。

アンドリュースらはそれについて、「歌を歌う」ことを第一に挙げています。実際、どん

	吃音が80〜100%軽減	吃音が50〜80%軽減
すぐに	・歌を歌う ・リズム発話（メトロノーム法） ・斉読（２人読み） ・発声せず、口だけ動かす ・シャドーイング（1、2語遅れて読む） ・ゆっくりと話す（通常の半分の速度） ・DAFで引き伸ばし発声（250ms設定）	・DAF（50〜150ms設定） ・声のピッチを変える ・ささやき声 ・独り言 ・マスキング（80dB）
徐々に	・オペラント学習	・適応効果（学習効果）

（Andrews et al.,1983）

図５　吃音を軽減する方法

なに重症な吃音者でも、歌を歌うときには流暢に発声できることが知られています。

ただし、これには若干の条件があります。伴奏やメロディーの音に合わせて歌う、あるいは他の人と一緒に歌うのであれば誰でも流暢に発声できますが、伴奏のないアカペラの状態では吃音が出ることがあります。

次は「リズム発話（メトロノーム法）」です。リズムを作るメトロノームの「カチッ、カチッ、カチッ、カチッ、カチッ」に合わせて一つずつ言葉を言うようにすると、声が流暢に出やすくなることが知られています。

たとえば、「あ、あ、あ、ありがとう」と繰り返す連発性や、「……ありがとう」と数秒間の間が空く難発性の吃音になる人がいるとしましょう。

このような症状がある人が、「カチッ、カチッ、カチッ、カチッ、カチッ」というメトロノームの音に合わせて発声すると、「あーりーがーとーうー」とスムーズに言えるということです。

私の吃音外来でも、メトロノームを用いた治療を行っています。すると、普段は言いづらい言葉がすらすらと出てくることが多く、吃音者自身が驚くケースを何度も目にしています。

これらのことから、吃音のある人は、自分で話し始めのタイミング（内的タイミング）を作り出すのは苦手なのですが、周りの人のタイミング（外的タイミング）に合わせて話すと、スムーズに発声しやすいことがわかります。

同様に、「斉読（せいどく）」、つまり「二人読み」でも、すぐに吃音が軽減されます。この吃音の特徴を知っていると、吃音の支援・配慮は大きく変化すると私は考えています。

たとえば、小・中・高校で日直として「起立、気をつけ、礼」という号令を授業開始前後に言わなければならないことを困難に思っている生徒がいるとします。この場合、日直を二人にして、もう一人と一緒に声を合わせて号令をかけるようにすれば、吃音は解決します。

もちろん、号令だけでなく、授業中の音読に困難を感じている児童や生徒にも、二人読みや三人読みという方法を取り入れると、吃音を解決へと導くことができます。

また、「発声せず、口だけ動かす」際には吃音にならないことも知られていますし、他の人に一、二語遅れて文章を読む「シャドーイング」でも吃音が軽減することが知られています。「ゆっくりと話す」ことも吃音の軽減に効果があると言われています。目安は通常の半分ほどの速度です。すると、タイミングが合いやすくなるのです。

DAF──「遅延聴覚フィードバック」とは？

一方、「遅延聴覚フィードバック（Delayed Auditory Feedback：DAF）」という装置が効果的であることも知られています。「まえがき」で、迷惑を顧みずに話し続ける人を邪魔する装置である「スピーチ・ジャマー（Speech Jammer）」に触れた際に少し述べましたが、これは、自分の話した声が少しだけ遅れて聞こえるようにする機械です。

吃音と聴覚フィードバックの関係について初めて明らかにしたのは、一九五〇年のバーナード・リーの論文でした。吃音ではない人に、自分の話した声を〇・二五秒（二五〇ミリ秒）遅らせて聞かせながら話してもらうと、発話速度が遅くなります。そしてその人が、もともとの発話速度を維持しようとすると吃音が生じることが報告されました。つまり、この方法によって人工的に吃音を発生させられることがわかったのです。

では、すでに吃音がある人が同じことを行ったらどうなるのでしょうか？　それを実際に行ってみると、自分の声を〇・〇五〜〇・一五秒（五〇ミリ秒から一五〇ミリ秒）遅らせたDAFでは、吃音が五〇〜八〇％軽減し、さらに遅く〇・二五秒（二五〇ミリ秒）遅らせたDAFでは、吃音が八〇〜一〇〇％軽減すると報告されています。つまり、DAFを使うと、吃音者では逆に吃音を軽減する効果があることがわかったのです。

しかし、その後の研究で、単に声を時間的に遅らせるDAFだけでは吃音軽減に効果がない人がいることもわかりました。そして、自分の話した声を遅らせるだけではなく、ピッチを変えるとさらに吃音が軽減しやすくなるということが見えてきました。

Speech Easy

先に触れたように、DAFは遅延聴覚フィードバックのことを指しますが、声のピッチを変えたフィードバックはFAF（Frequency Altered Feedback）と呼ばれます。そして、遅らせる（DAF）・ピッチを変える（FAF）の両方を兼ね備えた聴覚フィードバックはAAF（Altered Auditory Feedback）と呼ばれます。

この、ＡＡＦの機械を小型化して装着できるようにすれば吃音はなくせるのではないか――。そのような考えのもとに作られた装置の一つが Speech Easy です。Speech Easy は、アメリカのノースカロライナ州のグリーンビルにある Janus Development Group 社で開発されました。

Speech Easy のメカニズムは、二人読みの原理だとホームページに記載されています。つまり、以前は吃音は聴覚の不具合によって生じると考えられていたのですが、近年は、吃音は話者が話すタイミングの不具合によって生じると考えられているのです。

ただし、機器だけを買っても、本人用に調整しないと十分な効果は得られません。また、この機器を使って効果が得られたケースは、はっきりとした連発の吃音者であるようでした。

また、Speech Easy には、注意点が三つほどあります。

一つ目は、フィードバックされた自分の声を聞きながら話す、ということができないと効果が出ないということです。二つ目は、難発性吃音の場合、フィードバックする自分の声がないために使えないということです。それゆえ、連発性吃音が中心的な症状である人に適した機器だということができます。そして三つ目は、長期的に効果が出るかどうかのエビデンスがないということです。ちなみに Speech Easy のウェブサイトには、「この機械で吃音は完治しない」と記載されています。ただし、Speech Easyを外しても効果が持続する〝持ち越し効果〟があるとも書かれています。

Speech Easyの効果に否定的な報告もあることから、この機器が全吃音者に適しているとは言えそうにはありませんが、自分の吃音を客観視してみるという意味で試してみるにはいいのかもしれません。

現在、聴覚フィードバックを試すことのできるアプリもあります。たとえば、Janus Development Group社が作成しているFluency Coach by Speech Easy（http://www.fluencycoach.com/）はSpeech Easyと近い印象のものなのでしょう。興味のある方は試してみるとよいかもしれません。

吃音に悩まされていたイギリス王・ジョージ六世

話を元に戻しましょう。「すぐに吃音が五〇～八〇％軽減する」方法の一つとして、自分の声を〇・〇五～〇・一五秒（五〇ミリ秒から一五〇ミリ秒）遅らせたDAFを用いる方法があるのは前述しました。次の方法は、「声のピッチを変える」です。重度の吃音者でも、物真似をしながら話すと流暢に話せることがある、というのがこの例に当てはまります。また、日本語ではどもるけれど英語なら流暢に話せるという人がいますが、これは、日本語より英語のほうが声のピッチが上がるからだと考えられます。

声のピッチだけではなく、ささやき声でも吃音が軽減します。また、図5にはありませんが、大きな声で話すのも吃音の軽減には有効です。これらからわかることは、つまり、吃音のある人は、通常の話し方が一番どもりやすく、少し話し方を変えるだけで吃音が軽減される場合が多いということです。

独り言も同様の傾向を示します。かつて、聞き手の数と吃音頻度の関係について調べた研究がありましたが、その研究では、一三名の吃音者の吃音頻度が、聞き手の数を○人、一人、二人、四人、八人と変えるとともにどう変化するかが調べられました。結果は、聞き手が○人、つまり独り言のときに最も吃音頻度が少ないというものでした。タイミングと独り言の関係で考えると、独り言は相手の反応を気にする必要がなく、自分のタイミングで話が始められるからではないかと推測されます。

さらに、80dBもの大音量を流すことで自分の声を聞かせない「マスキング」という作用を利用した場合も、同様の吃音軽減効果があることが示されています。

二〇一一年に日本で公開されたイギリスの映画『英国王のスピーチ（The King's Speech）』

では、吃音に悩まされていたイギリスの王、ジョージ六世が、言語聴覚士のライオネル・ローグを信用するきっかけとなる出来事が描かれています。それは、ローグがジョージ六世に大音量の音楽を聞かせながら、つまりマスキングした状態で朗読をさせ、そのときの王の音声を録音して手渡したときのことです。家に帰って自分が朗読する音声を聞いたジョージ六世は、「こんなに流暢に話せているなんて」とびっくりし、ローグを信用することになったのです。

以上の即効性のある言語療法は、吃音をある程度まではコントロールできる、ということを示しています。使用するかどうかは別として、そうした方法もあることを吃音者本人に知らせることは大切だと思います。

徐々に吃音が軽減する方法

近年、注目されている吃音軽減法の一つに、オペラント学習（オペラント条件づけ）があります。オペラント学習とは、アメリカの心理学者バラス・スキナーが提唱した、行動強化（ある一定の行動を増やす方向に働きかけること）のための手法です。オペラント学習による行動パターンは次の四つに分かれると言われています。

1　正の強化（トークンエコノミー）：「与えられた」ことで行動が増える。
2　正の罰：「与えられた」ことで行動が減る。
3　負の強化：「取り除かれた」ことで行動が増える。
4　負の罰（タイムアウト）：「取り除かれた」ことで行動が減る。

吃音に関するオペラント学習で研究が多いのは、負の罰（タイムアウト）です。最初に行われたのは、一九六八年にサミュエル・K・ハロルドソンらが四人の吃音者に行った研究です。この研究では、吃音者に、赤い光がついたらすぐに話すのをやめるように指示し、赤い光が消えるまで黙っておくように伝えます。セラピストは、吃音者が会話をしているときに吃音が生じたら、スイッチで赤い光を一〇秒間つけるように負の罰（タイムアウト）を行います。すると、その結果、八八％以上も吃音が軽減したことが示されたのです。また、赤い光の点滅の時間は、一秒でも五秒でも一〇秒でも同等の効果が得られました。ちなみにこの研究では、難発性の吃音よりは連発性の吃音のほうに有効性があったことが示されています。

吃音のある人というのは、吃音が出てしまう時間と、流暢に話している時間が混在している人です。したがって吃音を軽減する観点から考えると、この負の罰（タイムアウト）という方法を用いて吃音を減らし、正の強化で流暢に話す時間を増やすことが有効ではないかという発想が導かれます。

このオペラント学習の基礎的理論を応用したセラピーが、二〇〇〇年以降にオーストラリアで始まった幼児の吃音治療法「リッカムプログラム」です。

このリッカムプログラムでは、言葉による条件づけの刺激を行うのが特徴です。具体的には、まず、流暢な話し方を褒めることで正の強化を行い、流暢な会話が増えるように促します。一方、言葉が詰まったりしたときには指摘をすることで負の罰（タイムアウト）となるように促します。こうして吃音を減少させようという方法です。オーストラリアのマーク・ジョーンズらが二〇〇五年に発表したランダム化比較試験（ＲＣＴ）では、対照群に比べて、リッカムプログラムを行った幼児が有意に吃音を軽減したことを発表しています。

ただ、オペラント学習を用いた治療法を行っても、正しく行わないと効果が出るどころか逆効果になってしまうケースもあります。したがって、リッカムプログラムを用いた治療ができるのは、専門の講習を受けた言語聴覚士のみとされています。また、対象年齢も小学校に入学する前の幼児と限定されています。

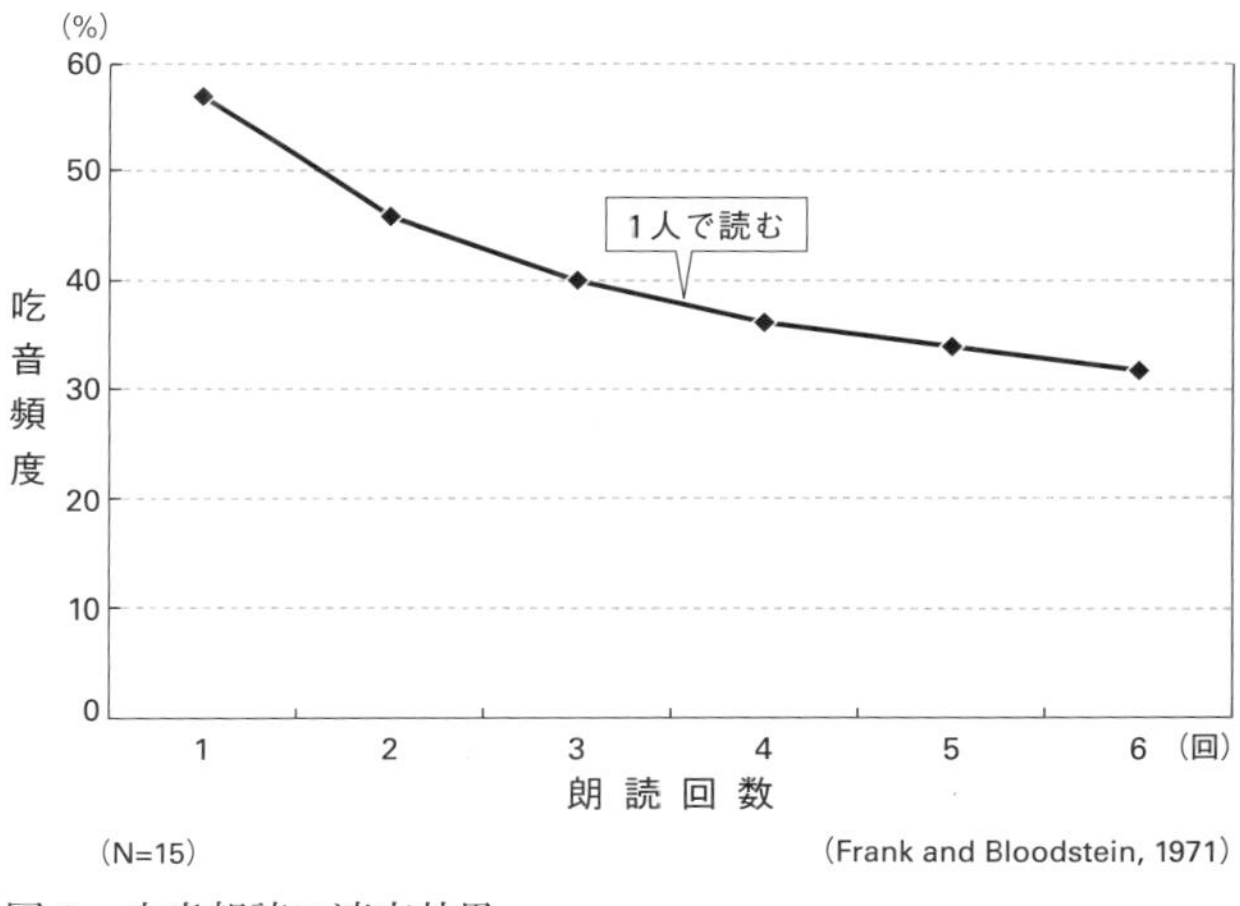

図６　文章朗読の適応効果

オペラント学習が難しいのは、流暢な会話を褒めすぎても、逆に吃音を指摘するという負の罰を与えすぎてもうまくいかないことがある点です。

適応効果

吃音には適応効果（学習効果）があると言われています。つまり、同じ文章を何回も読むと吃音が軽減していくといったことです。

アメリカのアート・フランクらは、そのことを実際に研究によって確かめています。一五名という限られた数の吃音者の平均値ですが、六回朗読した後は、初めて朗読をしたときと比べて吃音頻度が五〇％も減っていたのです（図６）。

ちなみに、このような適応効果に関しては、吃音のある小学生の親御さんからよく同様のことを聞きます。新しい言葉に出会ったときは吃音がよく出るものの、暗記するぐらい音読を繰り返していると、吃音の頻度が減り、滑らかに音読できるようになるケースが多い、ということです。

このことは逆に言えば、新しい環境、たとえば就職したてのころは、使い慣れていない言葉の使用が増えるため、吃音が増えるケースが多々あるということです。

しかし、就職時には吃音が目立っていたのに、数年後に会ってみると吃音が減っていて、流暢に話す人も多く見られます。

就職時、あるいは社会人一年目の吃音者というのは能力を過小評価されがちです。面接時に吃音がある、もしくは吃音が重度だからといって、働き始めた後もずっと吃音の状態が続くというわけではありません。したがって、働き始めてから三年くらいの間は周囲の温かい眼差しや支援が必要だと言えるでしょう。そして、支援の仕方によっても、その後の吃音の状態も変わってくるのです。

３・４　薬物療法

吃音に使える薬はあるのかないのか

さて、吃音に使える薬というものはあるのでしょうか。実は、吃音症に対する薬物療法の例は数多く報告されています。その例を表１（１２４ページ）に示します。

一九九〇年代には、吃音者は脳内のドーパミンが過剰であるとする〝ドーパミン過剰説〟が発表されました。その仮説に従い、一九九七年にアメリカのジョセフ・ウーらは、６‐ＦＤＯＰＡを用いたＰＥＴ検査で脳内のドーパミンの活動を観察する実験を行っています。重度吃音者三名と非吃音者六名を計測したところ、仮説の通り、吃音者は脳内のドーパミン活動が過剰であるという結果が得られています。

ドーパミン過剰説に従って、アメリカのジェラルド・マグワイアらは二〇〇〇年、一六名の吃音者たちでランダム化比較試験（ＲＣＴ）を行っています。八名には偽薬（プラセボ）を使用し、他の八名にはリスペリドン（ドーパミンを抑える薬）を使用します。この論文では、

分類	薬品名	分類	薬品名
●抗精神病薬		●抗痙攣薬	カルバマゼピン
定型抗精神病薬	ハロペリドール	●抗うつ薬	
非定型抗精神病薬	オランザピン	MAOI	フェネルジン
	リスペリドン	SSRI	パロキセチン
	アセナピン		セルトラリン
	アリピプラゾール	四環系抗うつ薬	ミアンセリン
	ルラシドン	三環系抗うつ薬	クロミプラミン
●$GABA_A$受容体作動薬	パゴクロン		デシプラミン
●精神刺激薬	メチルフェニデート	●ドーパミン拮抗薬	ピモジド
●心血管作動薬			チアプリド
α_2受容体作動薬	クロニジン	●コリン作動薬	ベタネコール
β受容体遮断薬	オクスプレノロール	●神経筋阻害薬	ボツリヌストキシン
	プロプラノロール		
Caチャネル阻害薬	ベラパミル		

(Bothe et al., 2006)より引用

表1　吃音患者に用いられた薬剤名

リスペリドンのほうが偽薬より効果があったため、リスペリドンは吃音軽減に有用な薬だとしています。

マグワイアはアメリカの精神科の医師で、自身も吃音がある人です。彼はその後、精力的に吃音の薬物療法を進め、二〇〇四年には、ドーパミンを抑えるオランザピンという薬剤を用いて二四名でRCTを行っています。一二週間オランザピンを服用した群では三三%吃音が軽減し、偽薬群では一四%の軽減が確認されました。

これらの結果より、リスペリドン、オランザピンについては吃音軽減効果が認められると言えますが、鎮静作用が強く、副作用として眠気やふらつきが出ることがわかっていま

す。もともとは両薬とも、統合失調症などの精神科疾患の患者に使われる薬です。最も服用量を少なくしても、普通は起きていられないほどの副作用が出てしまいます。したがって、薬を服用して仕事などの活動をすることは困難だと言えるでしょう。

さらにマグワイアらは、二〇〇六年までに、吃音症に対するパゴクロン（抗不安薬）を用いた治験（第二層＝臨床試験の二番目の段階）を終了しています。その結果は、パゴクロン群は平均して吃音頻度を一九・四％軽減し、偽薬群は五・一％の軽減、というものでした。しかし、この薬も、一二・五％の人が頭痛を、八％の人が疲労感を訴えているように、副作用を持っています。

このパゴクロンの販売元Indevus製薬会社は、さらに多くの吃音者へと対象を広げる第三層の治験を中止したと二〇〇七年に発表しています。パゴクロン群と偽薬群の差は認められたものの、吃音症への治療効果が低いことを中止の理由としています。

マグワイアらはその後も薬物治療の道を探り続け、二〇一一年にアセナピン、二〇一六年にアリピプラゾール、二〇一七年にはルラシドンが、それぞれ吃音症に対して有効性があったと論文化しています。しかし現在のところ、アメリカでも、吃音症に有効であるとして認可されている薬はありません。

では、吃音症に使える薬は本当にないのでしょうか？

吃音症のある成人の場合、その約半数が二次障害として社交不安障害を発症します。たとえば発表の場になると、緊張するだけではなく、恐怖心から心拍数が増加して、動悸、赤面、発汗、震えなどの症状が出るという具合です。つまり、自律神経の活動が過剰になっている状態であり、その身体的不快感から、さらに言葉が出るタイミングが合わなくなります。

それゆえ私は、吃音外来でプロプラノロール（β受容体遮断薬）を使用することがあります。残念ながら吃音症状自体の軽減にはあまり効果がありませんが、過剰になった自律神経の働きを抑える効果を持っているため、動悸や発汗といった症状を止めることは可能です。その結果、プレゼンなどの場で落ち着いて発表ができたという話はよく耳にします。逆に、動悸などの症状がなく、自律神経が過剰に働いているわけではない人には、あまり効果がないようです。

そのように同じ吃音症であったとしても、人によって有効な支援法は異なります。今後エビデンスを積み重ね、ますます効果のある支援法を提示していきたいと思っています。

３・５　吃音は軽減していく

吃音の自然経過

ここまで、吃音の軽減法について一通り紹介してきました。では、吃音とはこのような専門的な治療を受けないと軽減しないものなのでしょうか。小学生のころに、はっきりと繰り返しのある吃音を持っている人は、大人になっても同様の症状が続くのでしょうか。

私はこれまで多くの吃音者を診てきましたが、吃音のある人はみな、同様の自然経過をたどる傾向があることがわかってきました。

第１章でも触れたように、吃音の多くは二歳から五歳の幼児期に始まります。最初のころは、「ぼ、ぼ、ぼ、ぼくは」という連発や、「ぼ――くは」という伸発の吃音がよく見られます。このとき、周りの人は気にするものの、本人はそのままどんどん話しているというケースがよく見られます。

小学生の低学年になると、連発や伸発だけでなく、難発性の吃音も見られるようになってきます。連発や伸発の吃音を、真似・指摘・笑われるなどすることで、隠したいという気持ちが強まったり、逆に、話したいという気持ちが強くなり、スムーズに話せないという問題を意識するようになってきます。その結果、うまく話そうと喉に力が入ったり、タイミングが遅れて数秒間声が止まるという難発の症状が出てきます。また、早く話したいと気持ちがはやるゆえに、膝を叩いたり、ジャンプしたり、顔や口、首に力が過度に入るような随伴症状が認められるようになってきます。このころは親が最も心配になる時期でもあります。

小学校の高学年くらいになると、日本語の語彙が増えるため、連発・難発になりそうな言葉を、同じ意味の言葉に言い換えるという工夫をするようになります。

たとえば、「ありがとう」が言えないときは、「サンキュー」と言い換えたり、前に「どうも」などの語をつけて違和感のないように工夫して話します。吃音は話し始めのタイミングに障害がある症状なので、タイミングを合わせて工夫する方法を身につけると、周囲には一見問題が見えにくくなり、親や先生は、吃音が軽くなったと感じ始めることが多くあります。しかし、表面上は吃音が減っているように見えたとしても、それは、本人が言い換えなどの工夫をしているためである場合が多いと言えます。

思春期に入ると、この吃音を隠す工夫や努力がさらに進み、その結果、話さないといけない場面を回避するようになっていきます。中学生・高校生の場合、友達に自分の吃音を気づかれないように生活し、何かのきっかけで友達に吃音について打ち明けてみると、

「えっ、全然気づかなかった」

と驚かれたという話がよくあります。

ただし、吃音を隠す工夫や努力によって、周りに気づかれないようにすることはできたとしても、隠そうとすることで行動が制限されるという弊害が生じ、結果、別の問題へとつながっていく場合もあります。

たとえば、音読が当たりそうな日や日直の当番の日には学校を欠席することで、人前でどもることを回避するというケースがありますが、その結果、不登校や引きこもりになったという子もいるのです。

その一方、どもる場面を回避している自分自身に対して、「このままではいけない。言いたいことを言いたい。吃音にとらわれず自分のしたいことをしよう」と奮起して、自分に吃音があることを周囲にカミングアウトする人もいます。

カミングアウトによる効果は、ただ周囲の人に自分の吃音のことを知ってもらうだけではありません。それはときに、本人の思い込みを解き放つことにもつながります。

「人前では、絶対吃音を見せてはいけない」

と、強迫観念に近い思いを持っている状態から、

「吃音が出たとしても、言いたいことを言うことが大切だ。また、人は自分が思っているほど気にしていない」

と思えるきっかけになることもあるのです。ただ、カミングアウトをすることでどもったときの気持ちの落ち込みは減ったとしても、吃音そのものは簡単には変わりません。特定の単語が言えない、あるいは電話が苦手だといった状態は続きます。

しかし、さらにそうした特定の言葉も言えるようになり、電話なども困らないようになると、ついに、

「吃音が治った」

と感じる人がいます。だいたい三〇歳を過ぎ、社会で認められるようになってくると、吃音の悩みはずいぶんと減り、五〇歳を超えたくらいから「治った」、もしくは「もう困らなくなった」という人が多く出てくるようになります。

ここで述べたように、幼児や小学校の低学年のころは落ち着きもなく、話し始めるときのタイミングがつかみづらいのですが、周囲の理解、そして自分自身に自信がついていくこと

によって、吃音というものは、専門的な治療を受けなくても自然と軽減していくことが多々あるということです。ですから、「吃音だった私は、こんな方法で治りました」といった、特にネット上にあふれている宣伝めいた情報に振り回されることがないように注意してください。

第4章
吃音外来

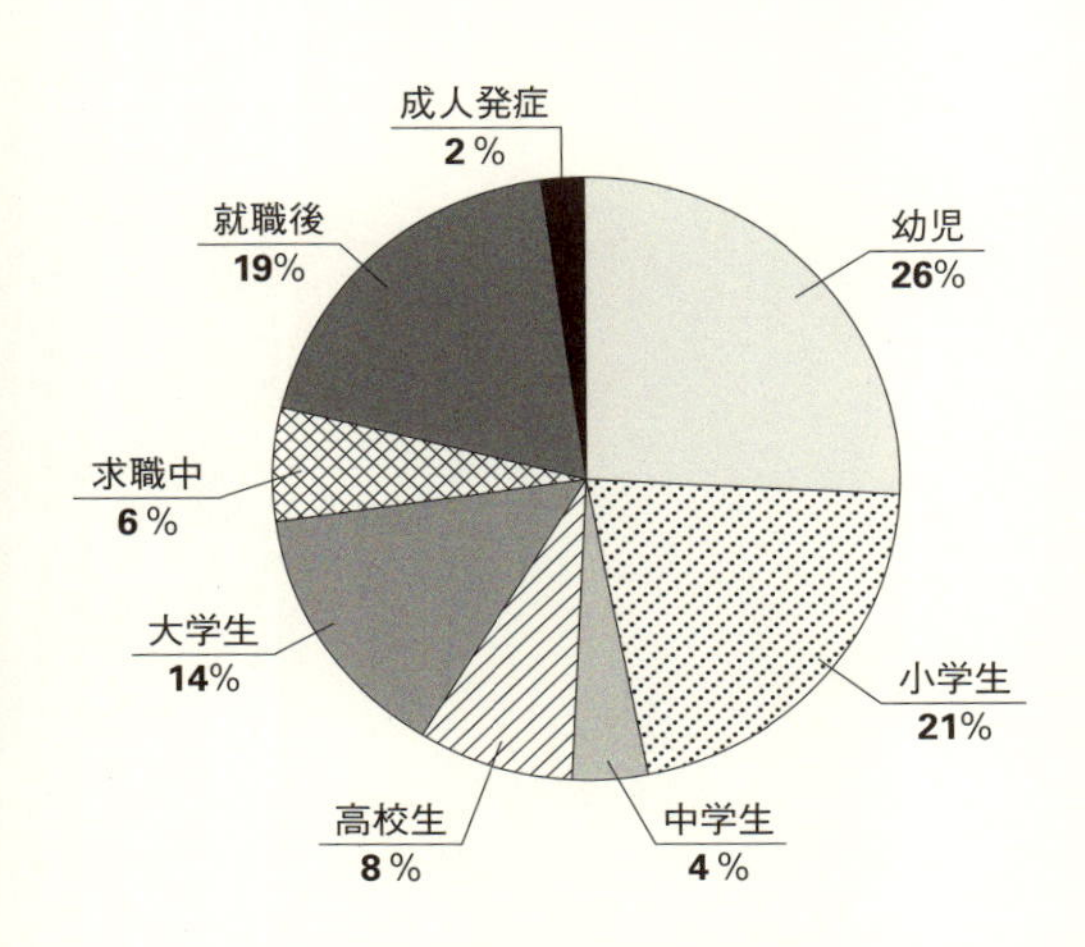

図７　九州大学病院の吃音外来受診（2011〜2017年の6年間：約300名）

私が勤務する九州大学病院耳鼻咽喉科に、吃音が主訴で来院した人は二〇一一〜二〇一七年の六年間で約三〇〇名に上りますが、その内訳を図７に示します。

幼児期の相談が二六％と一番多く、小学生二一％、そして中学生四％、高校生八％、大学生一四％、求職中の方が六％、就職後に訪れる方が一九％、成人発症は二％といった具合になっています。

中学生以上が半数を占めていることからもわかるように、高校・大学時代のみならず、求職中や就職後でも吃音の問題に悩まされている方が多いことに気づきます。

では、吃音の相談で病院を訪れる人たちは、それぞれどのようなタイミングで受診しているのでしょうか。本章では、そこで私がどんな対応をし、それによって本人または親や周囲の人たちがどう変わっていったのかを紹介したいと思います。

４・１　年中――「吃音」という共通語を使う

弟が生まれてから一ヵ月後に吃音が始まる

A君は、一歳でマンマ、パパ、ママなどの単語を話し出し、一歳七ヵ月で「パパ行った」「ママいる」など二語文を話せるようになりました。三歳児健診でも、言語および運動などの発達に問題がないと太鼓判を押されていました。

ところが三歳のときに弟が生まれると、その一ヵ月ほど後から吃音が始まりました。「で、で、で、でんしゃ」など連発の繰り返し、「で――んしゃ」といった伸発の症状も出るようになりました。調子がいいときと悪いときの差も大きく、何がその原因となっているのかがA君の両親にはわかりませんでした。

かかりつけの小児科に相談すると「吃音を意識させないように」とアドバイスを受けたそ

うです。そこで両親は、A君の声が出ないときは背中をさすりながら話を聞くようにしました。そしてA君が四歳になると、吃音が出たときに「言えない」と発言することがありました。再度、かかりつけの小児科の先生に相談すると、私宛てに紹介状を書いてくれ、当院を受診することになったのです。

まず、子どもに話しかける

病院には、両親、本人（A君）、弟の四人で来られました。話を聞くと、発症してから二年半が経過していて、そのころA君は幼稚園の年中児。耳鼻科の診察室にA君が入ってくると、まず私から彼に話しかけました。

「はじめまして。私の名前は菊池良和です。君の名前を教えてください」

「Aです」

「A君は、言葉を繰り返したり、話すとき詰まったりしますか？」

「うん。時々ある」

「その、言葉を繰り返すことに名前があるのは知ってる？」

A君は「ううん」と首を横に振ります。そこで私はA君に伝えます。

「『きつおん』っていうんだよ。なぜ病院に来たのかと言えば、A君に吃音があるからだよね。私は吃音の先生です」

このような会話で、まずこちらの言葉の意味を理解できるか、吃音があることを理解しているかを確認します。幼児の集中力というものは一般的に五分も持ちません。そこで私は、まず、親ではなく、子どもに話しかけるようにしています。

吃音外来を始めた当初は、まず親と会話をしていました。しかし、そうすると幼児はそわそわし出して「もう帰ろう」と言ったり、眠くなって寝てしまったりすることがたびたびありました。プレイルームなどの施設があったり、幼児と遊んでくれる学生さんの手伝いが得られればまた事情は異なるのかもしれませんが、三畳程度の狭い診察室では、最初に幼児に向き合って本題の話をすることが一番効果的だと今は考えています。

いじめに発展するかどうかを確認

次に、吃音へのからかいがないかどうかを確かめるため、私はA君にこう問いかけました。

「A君の話し方を真似する人はいる?」

「うん、いる」

「真似されて嬉しい？」

「ううん」

とA君は首を横に振ります。その場合、さらに具体的に、誰が真似をするのかを尋ねていきます。

「真似する人の名前を教えてくれる？」

「かずろう君」

「一人だけ？」

「うん」

多くの臨床経験から、いじめに発展する前段階にあるかどうかを確かめるために、①真似される、②「なんでそういう話し方するの？」と指摘される、③笑われる、の三つのことをされていないかを私は確認しています。

それらの質問をしても、本人が質問の意味がわからなかったり、「ううん」と首を振るのであれば、そのような現場を親が実際に見たことがあっても、本人には嫌な記憶としては残っていないものと判断しています。

A君の場合は、実際に真似をされているため、「園の先生へ」と題してすでに私が作成している手紙を幼稚園に渡すとともに、先生に「かずろう君が話し方の真似をしているため、本人が困っています」と具体的に伝えてもらうように両親に話しました。

「吃音」という言葉を子どもの前で使う

そして初診日から二ヵ月後、母親、A君、弟の三人が来院しました。私はまずA君に話しかけました。

「A君、話し方の真似はされている？」

「一人には真似されなくなったけど、また、違う人にされるようになった」

「真似されたことは、お母さんに伝えた？」

「うん」

「真似する子の名前はなんていうの？」

「あんなちゃん」

「女の子？」

「うん」

「A君のことが好きなのかねぇ（笑）」

「お友達」

「お友達かぁ、真似されたらどう言うの？　真似するな、とか言わないの？」

「うーん、とりあえずは何も言わない」

「あと、『なんでそんな話し方するの？』と聞かれない？」

「笑われる！」

「笑われて嬉しい？」

「ううん」と首を横に振る。

「笑われたら嫌だもんね。わざと繰り返しているわけじゃないのにね。笑う人に教えてあげないといけないね」

そう話すと、A君は顔をほころばせました。

「そういえば、言葉を繰り返したり、詰まったりすることの名前を教えたっけ？」

「うーん。覚えていない」

「これ、きつおん、っていう名前があるんだよね。菊池先生も吃音があるからね」

以前は、子どもにいつ「吃音」という言葉を教えるべきか悩んでいたセラピストがいると聞きます。しかし私は、どんな年齢の子であっても、「吃音」という言葉を子どもの前で使っています。それは、かつて日本では、吃音について家庭内では話をしてはいけないとする独特の考え方があったからです。しかし現在、吃音についてはむしろ積極的に家庭内で話すべきだという考え方に一八〇度の転換をとげています。それは、吃音について家で触れないでいると、親の心配が晴れないだけでなく、吃音のある本人の悩みも解決されないからです。つまり、本人の悩みが放置されたまま、一人でその悩みを抱え込む状況に陥る可能性があるのです。そのため、必ず親が一緒にいる場で、本人と吃音の話をし、家庭でもこのように吃音の話をしてもいいんですよ、ということを私は示すようにしています。

受診後の変化を聞く

さて、そのようにA君の困っている状態を本人に確認した後、今度はお母さんに、前回受診してからどのような変化があったかを聞いてみました。

「前回、息子が名前を出したかずろう君については、その子のお母さんと私が友達だったので、直接お母さんに話をしました。また、幼稚園の先生にも話したことで、その後はからかわれなくなりました」

お母さんは続けて次のように言いました。

「前回、菊池先生のところを受診して何日かすると、かなり吃音が減ったんです。受診したときが一〇〇くらいだったとすると、一〇か二〇くらいの感じでしょうか。ただ、最近、運動会の練習が始まって、また、吃音が増えてきました。そして数日前、あんなちゃんに笑われたようでした。Aとはまず、自分で『笑わないで』って言ってみようという話をしましたが、たまたま、それからはあんなちゃんとは遊んでいなく、その機会はないままです。もしまた何か言われることがあったら、お母さんから先生にお話ししようかって、今Aに話しているところです」

吃音の波

A君に関しては、初回の面接で五分ほど吃音の話をしただけで特殊な言語療法は行っていません。親御さんの心配する気持ちや罪悪感が軽減したことによって、吃音の見方が少し変わったのかもしれません。また、このとき、吃音の最大の特徴である〝吃音の波〟を感じたのでしょう。

さらにこのケースでは、お母さんが、からかいの対策を自ら考えて、どうすればいいのかをA君と話し合うことができていました。このように、吃音の問題がどこにあるのかを共有することで、親は自然と何をしなければならないのかを理解するようになる場合が多くあります。

〝きつおん〟が終わったら、ご飯を食べに行こう

あるとき私がお母さんと話していると、A君が会話に入ってきました。

「あのさぁ。〝きつおん〟の話が終わったら、ご飯食べに行こうね」

彼は自然に、〝きつおん〟という言葉を口にしていました。親子で「吃音」という共通言語を使うことができているのでしょう。もし吃音が治らなければ、思春期に、声が出しにくい自分と向き合うときが必ず来ます。そのとき、その悩みを親に相談することができなくても、自分の症状が「吃音」であると知っていたら、自分で調べることができるでしょう。

「吃音」という言葉を教えても、吃音の話をしても、治る子は治るし、持続する子は持続します。であれば、本人が、自分の問題が何であるのか、どのようなものなのかを知っておくほうがよいと私は考えています。

子どもも親も変わる

初診の日から一年が経ち、年長組になった六月のある日、私はA君に聞いてみました。

「友達は何人いる?」

「たくさんいるよ」

「真似する人や、なんでそんな話し方をするの、と聞く人はいない?」

「いないよ」

「A君がしゃべっているとき、笑われない?」

「笑われないよ」

そして、「大きくなったら、何になるの?」と尋ねると、A君は「うーん」と言って、将来についてはまだ考え中だと教えてくれました。

今回の診察では、一年前と比べて吃音頻度は低く、ほとんどどもっていませんでした。きっと今は嫌な思いをしていないのだろうなと想像しながら、お母さんに、前回の受診後の調子について尋ねてみました。

「二月ごろには、もう吃音は治ったのでは? と思うほど軽くなっていましたが、年長に上がる四月に入ると再び目立つようになりました。本人に聞くと、新しい友達の中に、真似したり、指摘したり、笑ったりする人がいることがわかりました。そのため、先生にお願いして注意してもらうようにしたら、からかいはおさまり、六月に入ったころには、吃音の状態も落ち着いてきました」

一年前の初診時の自信のない様子はなくなり、お母さんも自信を持っているようでした。このケースのように、本人に発話意欲があり、友達も多く、親が吃音の対処方法を知っているという状態になることが、吃音支援の一つの目標だと考えています。

私ももちろん、相談に来てくれた子どもさんの吃音が治るのが何よりもよいと思っています。しかし、世界のどの地域でも、文化や宗教に関係なく、成人まで吃音が持続する人が人口の一％存在するという現実があります。そのことを受け止めた上で、変えられるところについてはそのためのお手伝いをするという意識で、来てくれた子どもたちに向き合うことが専門家の役目だと考えています。

Ａ君が変わることができたのは、吃音という言葉を知ったこと、そして、からかいがあったときに親に助けを求めてからかいを止めることができたという好循環を得ていたからです。また、母親が変わることができたのは、子どもの吃音にどう対応してよいかがわかったことだと言えるでしょう。

4・2 年長──吃音はママのせい？

ショックに感じたことを書いてもらう

次に、小学校入学前、六歳の男の子B君の吃音相談の例を示します。

幼児の吃音相談は、本人が困って来院するというよりは、吃音によって生じる問題の対処方法がわからず、困った親のほうが望んで来院されるケースが多いと言えます。

私は診察前に、子どもの吃音に関してショックに感じたことを親に書いてもらうようにしています。次は、B君の母親が書いたものです。

友だちと遊んでいたとき、その友だちから「B君は、なんでうまくしゃべれないの？」と聞かれたことがありました。Bが四歳ごろで、それが、まずショックだった出来事として覚えています。また、兄と友人の子とBとで車に乗っていたとき、兄がBの話し方を「ロボット読み」とからかったことがありました。友人の子も同じようにからかい始めたので、私は思わず怒りました。また、Bの吃音についていろいろと悩んでいるときに、友人から何げなく「ママのせいじゃない？」と言われたのはきつかったです。

将来の夢を聞く

両親に連れられて、B君が診察室に入ってきました。笑顔で椅子に座った彼に、

「私の名前は、きくちです。お名前は？」

と尋ねると、

「Bです」

とどもらずに答えました。

「B君は、友達は何人いるの？」

と聞くと、指折りしながら、「六人」と答えます。そしてB君と私は、次のようにやり取りを続けました。

「じゃあ、その六人の名前を教えて」

「け、けん君、し、し、しんや君、そう君、れん君、あ、あ、あきら君、た、た、たくや

「けん君、しんや君、そう君、れん君、あきら君、たくや君の六人だね。ありがとう。では、B君の話し方を真似する人はいる?」

「いる」

「その人の名前はなんていうの?」

「しんや君」

「『なんでそんな話し方するの?』って聞かれたことない?」

「ある」

「誰がそう聞くの?」

「しんや君」

「話していて、笑われることはない?」

「ない」

「B君、同じ言葉を繰り返すことはある?」

「ある」

「言葉が止まってしまうこともある?」

「ある」

「そうなってしまうこと、なんて言うか知ってる?」

「わからない」

「きつおん、って言うんだ。覚えておいてね」

そう伝えるとB君は、「そうなんだ」という顔をしていました。就学前の年長組の年齢ですが、B君はしっかりと自分の考えを持っているようでした。また、

「大きくなったら、何になるの?」

と尋ねると、

「サッカー選手」

という答えが返ってきました。そこで私が「コロンビアの有名なサッカー選手、ハメス・ロドリゲスさんも吃音なんだよ」と伝えると、今度はB君の両親が「へー、そうなんだ」と、頷く仕草を見せていました。

私はいつも子どもたちに、大きくなったら何になりたいかを聞くようにしています。それは、思春期になると、話すのが苦手であるという劣等感から将来に対する希望を失ってしまい、自分の気持ちを押し殺してしまう子どもが多いからです。

私は、そうした子たちに対して、

「ちょっと待って。確かに言葉のハンディがあるかもしれないけれど、吃音があっても自分の好きなことを仕事にしている人はいるよ」

と、吃音があるからといって自分の気持ちに蓋をしてしまうことがないように伝えています。

本人の本音、親の気持ち

さて、B君に、「妖怪ウォッチって何なの?」と聞くと、どもりながらも嬉しそうにたくさんしゃべってくれました。そしてその後私が、「今、たくさんしゃべってくれたけど、話すのは難しかった?」と聞くと、少し考えてからB君は言いました。

「簡単だった」

大人は表面に見える吃音の問題ばかりに目が行きがちです。それゆえにまず、苦しいだろう、つらいだろう、と想像してしまいます。しかしこの場合、本人は話すこと自体ではなく、話の内容について聞かれたと思っているから、「簡単だった」と答えるのです。

このような子どもの本音を、苦しそう、と思っている親御さんの前で聞いてもらえるように私は話をしていきます。

「じゃあ、今度はお母さんと話してもいいかな？」

そうB君に確認して、今度は母親のほうを向きました。

「これまでにあったことを書いてくださいましたが、『ママのせいじゃない？』という一言はきつかったですね」

私がそう切り出すと、

「そうですね」

と、か細い声で母親は答えました。そこでまず、

「かつて、『吃音の原因は母親である』と考えられていた時代もありました。でもすでに、母親が原因ではないことは証明されています。だから、お母さんは悪くないんですよ」

と説明すると、母親の表情がホッとした様子に変化しました。そして私はこう続けました。

「今では、吃音は、三語文ほどの長い文章を話せるようになるころ、たくさん話したいと思っている子に生じると考えられています。吃音のある子の支援は、周囲が理解してあげることが非常に大切です。特に大人、先生の理解が重要です。幼稚園・小学校の先生に吃音について正しく知ってもらえるように、お手紙を渡してください。そして、新しい環境に入ったら、①真似、②指摘、③笑われる、ということがないか、本人に尋ねてみてください」

次にＢ君と母親が来院した際に、母親はこう言いました。

「幼稚園の先生が吃音を理解してくださり、からかう子に指導してくれて助かります」

表情も柔らかくなっていました。周囲が動いてくれると、母親の自信につながります。それが、子どもの自信にもなるのです。

「母親は悪くない」

という姿勢が、まず何よりも大切なことです。

4・3　小学校一年生――吃音はそのうち治る？

パイプ役

子どもに吃音があることを気にしながらも、「そのうち治るだろう」と思っていたら、変化のないままいつの間にか小学校入学を迎えていた、というケースをよく聞きます。

次に紹介するのは、幼稚園のころから吃音があった男の子の例です。幼稚園では先生から何も言われたことはなかったため、親は、その子が小学校に入ってからも吃音を周囲に気づかれず普通に通えているものと思っていました。ところがある日、小学校の先生から「周りに吃音をからかわれている」ということを知らされて驚き、吃音相談に行くことを決めたのでした。

吃音支援の第一段階は、母親と吃音のある子のパイプ役になることです。今も「吃音を意識させないのがよい」という誤った考えが信じられていることも多いため、専門家としてはまず、親が子どもの吃音とどう向き合えばいいのかを教えることが重要です。

以下、相談の連絡をくださった親御さんとの間でやり取りしたメールを紹介します。初めての相談から数日の間で母親の心が変わっていく様子が見て取れるかと思います（内容をわかりやすく伝えるため、一部改変しています）。

親のメール：

我が家の家族構成は、父、母、本人、弟（三歳）です。息子の吃音は、三歳のころから始まりました。しばらく言語療法にも通ったのですが、特に効果はなく、言葉の先生からも「様子を見るように」と言われたため、今は通っていません。

そして一年生になってすぐの四月末、担任の先生から、息子の友達が息子に向かって「話し方が変だ」と言ったということを聞きました。一回だけなのか、ずっと言われ続けているのかはわかりません。本人にはまだ確認していません。ただ、見ている限り、学校にはあまり楽しそうには行っていません。嫌とも言いませんが……。

担任の先生も、息子の吃音に対して、どう接していいのかわからないみたいです。幼稚園時代にお友達に指摘されることはなかったので、本人も悲しかったと思います。私もかなりショックを受けてしまいました。

私は息子と吃音について話したことが一切ありません。今後の長男の人生について不安が大きくなってしまいました……。アドバイスいただけたらと思います。

菊池の返信：

Aさま、ご連絡ありがとうございます。状況はよくわかりました。子どもは親が守らないと、誰も守ってくれません。本当は、言語聴覚士が吃音をオープンにする方法の手本を見せないといけないのですが、それを見せられる人は多くはありません。とはいえ、難しいことではありません。まずは普通に息子さんに「言葉が繰り返したりするよね？　誰かに真似された？　なんでそんな話し方するの？　って聞かれない？」と聞くことから始めてください。

親のメール：

息子が吃音のことでバカにされたり、指摘されて笑われたりしたときに、息子自身にどう対応させるべきでしょうか。担任の先生は、息子自身がどう対応すべきかがわかっていないようだ、とも言っていました。

菊池の返信：

子どもさんが直接、「言葉がうまく出ないのはわざとじゃないよ。真似しないで」と答えてよいと思います。ただ、子ども同士で吃音のからかいを解決するのは難しく、大人の介入がないと状況は変わりません。先生が味方になれば、からかい、いじめは必ずおさまります。だからこそ、吃音をオープンにして、嫌な思いをしたら先生に対応してもらうことが大切です。一年生のうちから対策していくべきだと思います。先生は、「いじめ防止対策推進法」（二〇一三年に国会で可決成立し、同年９月末に施行された日本の法律）に則って、いじめ対策の準備をしているはずです。

親のメール：

先生に理解してもらい、対応してもらう必要があるということですね。週明けにでも先生に話をしてみようと思います。私が今まで息子に吃音について一切話さなかったのは、本人が気づいていないかも？　という思いからでした。意識させると酷くなっちゃうんじゃないかと思って……。

菊池の返信：

「意識させると悪くなる」というのは、無理な吃音の矯正や吃音によるいじめ、どもったことで注意されたり怒られたりすることを指しています。吃音の話をすることによって吃音が悪化することはありませんので心配しないでください。吃音で困っていないのであれば、困っていないと言うと思います。

親のメール：

なるほど、わかりました！　早速、明日にでも話してみようと思います。

親のメール：

おはようございます。先日はありがとうございました。昨日、初めて本人に吃音について話をしました。お話しするときに、つっかえることあるでしょ？　と言ったら、つっかえるって??　と言われてしまい、たとえば、と例を出して話をしました。

「お友達に変だねって言われたことある?」と聞いたら、幼稚園のときも言われていたことがわかりました。先生には言わなかった……と。今もそうですが、息子は、先生にも親にも自分からは言えないタイプです。

どもってもいいということ、また、友達に嫌なことを言われたら、「やめて！」と言って先生にきちんと伝えるようにと話しました。真剣に聞いている感じがあまりなく伝わったか心配ですが。

親のメール：

こんばんは。今日は、担任の先生と話をしてきました。先生は話を聞いてくださり、「対応していきます」と言ってくださいました。今のところ一人での本読みはないので、これからどうしていくかについて、本人と話し合ってくださるそうです。お友達関係も、注意して見てくださるみたいです。また、放課後は学童保育に預けているのですが、そちらの先生にも、からかいがあったときの対応などについてお願いすることができました。

本人の環境はまだ特に変わってないですが、吃音をオープンにしたことで、私自身の気持ちが楽になりました！　息子の吃音にきちんと向かい合うことができそうな気がします。ありがとうございました。また何かあったら報告させてください。

この小学生の吃音はまだ続いていますが、母親の悩みが軽減している様子はメールの内容から伝わってきました。吃音についての子どもとの会話の仕方、吃音に関する最低限の知識を持つことは大事です。私は、そのヒントを外来で提供しています。

4・4　小学校高学年——誤解されやすい二面性の疾患

本人が一番困っていることを代弁する

吃音は、どもるときとどもらないときがある二面性の疾患です。小学校低学年のころには吃音で何か問題になることがなかった場合でも、高学年になると吃音に気づかれないようにする方法を覚えたりすることで、周囲に誤解されるなどの問題が発生することがあります。

以下は、小学六年生のC君の話です。六年生になってすぐの六月が初診でした。

私はいつも初診時に、今まで吃音で嫌だったことをまとめてもらうようにしていますが、C君は、吃音による嫌な体験についてこう記しました。

笑われたり、「変」や「なに言とーと?」と言われたりした。
みんなの前でしゃべるときにどもるので、笑われて悔しい。
すすんで話の中に入りたくない。
発表のときにどもってしまったら、先生から「この前も失敗したろーが」と怒られた。

C君が吃音を最初に自覚したのは四歳のときでした。お遊戯会のセリフでどもってしまい、その記憶が一一歳になってもまだ残っていると言っていました。ただ、彼は体格がよく、いい笑顔を見せる少年です。少し話す分には、吃音だとはわからないほど流暢なときもあり、友達も先生も彼が吃音を苦にしているとは思っていないのかもしれないとも感じました。

さて、彼が書いてくれた嫌な体験について聞いてみました。

「笑われたり、『変』や『なに言とーと?』って言われたり、というのは、今も続いている?」

「うん、今も。五年生のころから、ずっと」

「先生から『この前も失敗したろーが』と言われたのはいつ?」

「去年、五年生のとき。学年集会で、一つの原稿をみなで順番に読んで発表したことがあって、自分の担当のところでどもってしまったら、言われた」

「先生って担任の先生?」

「学年主任の先生。担任の先生からも言われた」

「そう。四年生までは大丈夫だったのに五年生からからかわれ出したのは、きっと先生のそういう発言を聞いて『からかっていいんだ』と友達が勘違いしたんだろうね。吃音のことを正しく知ってもらって、友達にもからかわないように言ってもらえるように、先生にお手紙書くね」

と、私はC君に伝え、学校に宛てた診断書を書きました。それが以下になります。

> 病名：発達性吃音症
> 附記：上記の者、本日当院に来院されました。発達性吃音症のために、最初のことばが出るのに時間がかかったり、最初のことばを繰り返す疾患です。そのことで、周りの人から真似されたり、笑われたり、「早く話せ」と急かすことは、本人に多大なる心理的な負担がかかります。その状態は今日も続いています。周りの人に正しい吃音の理解を広めることを要望します。

この診断書の文章を見たＣ君は、嬉しそうな表情になりました。本人が今、一番困っていることを代弁することは、吃音のある子にとってはとても大事なことです。

対人恐怖症の兆候

さて、Ｃ君の書いた文章には「すすんで話の中に入りたくない」という一文があります。これは、対人恐怖症（社交不安障害）が始まりつつあることを示しています。話すことが苦手なC君ですが、それでも輪の中に入って懸命に話をしようとしたのに、それがわかってもらえなかったらどうでしょう。話す意欲も失われていくことは容易に想像できます。

特に小学校時代は、先生の影響が甚大です。先生が誤った対応をすると、児童たちは必ずそれを真似します。吃音のからかい・いじめがひどいクラスでは、先生が吃音を誤解しているケースが多く見られます。親は、子の小学校入学時から高校、大学にかけてまで、学校の先生のみならず、子に関わりを持つすべての大人に対して、吃音の正しい知識を伝え続けていかなければなりません。吃音は、それほど誤解されやすい疾患なのです。

話を元に戻しましょう。今度は、C君の母親に彼の吃音のことを尋ねました。

「これまで、吃音について専門家に相談したことがありますか?」

「小学校入学前の検診のときに相談しました。しかし、そのときは『そのうち治りますよ』と言われただけでした」

C君の母親から相談を受けたのは今から五年以上前のことですが、日本において「吃音＝治る」という意識がまだ強く、「治らなかったら、どうするのか?」という視点が浸透していないことを示す例であるとも言えるでしょう。

また、今回の診察まで、親子で吃音の話を密にしたことはなかったそうです。息子さんの思い、そして親として先生に伝えておくべきことを再確認したようでした。

初診から三ヵ月後の診察、卒業後の診察

初診から三ヵ月後、C君がお母さんと一緒にやってきました。先生に診断書を持っていってからは、からかわれてはいないとのことでした。私はC君に尋ねました。

「もう学校では笑われていないんだよね？」

「うん。学校では大丈夫。でも、こないだ少林寺（拳法）の昇級試験で、最初に行う型の名前を言うときに時間がかかって、先生に笑われた。試験にも落ちてしまった」

「それは嫌だったね」

「うん」

「吃音のこと、伝えてはいなかったかな。君は普段話すときは、吃音がすぐにはわからないので、誤解されやすいかもしれないね。お母さんを通して、少林寺の先生に吃音の説明プリントを渡しておこうね」

C君と母親に、そう伝えました。また、母親が、前回の受診からC君が変わった点について、

「Cは、前はあまりクラスでは手を挙げて発表していなかったけれど、自分から手を挙げて

発表するようになったんだよね」

と、C君と私を見ながら言うと、C君は、

「うん」

と言ってうなずきました。

このように、特に小学校高学年のころに吃音外来で診察を受けると、児童の様子が大きく変化する場合があります。

C君は、今のクラスメイトには吃音のことはよく理解してもらえ、毎日が過ごしやすくなったようです。次の年に控えた中学の入学時にも、早い時期に自分からカミングアウトしてはどうかと伝えています。

「C君さぁ、来年中学生になったら、新しい友達が増えるよ。C君の吃音のことを知らない人もいるはずだから、吃音についてできるだけ自分から伝えていったほうがいいと思うよ」

「はい。頑張ってみます」

小学校の卒業式が終わった後、C君とお母さんが訪れました。このとき、C君は次のように言いました。

「卒業式で、『はい』という返事ができませんでした。でも怒られず、先生が逆に配慮してくれました。『はい』を言えなくても、壇上に上がるように促してくれたんです。無事に卒業式が終わってホッとしています」

中学に入学、嬉しい知らせ

中学に入学して四ヵ月以上が経ったころ、再び近況を聞いてみました。

「C君、中学生活、だいぶなれたかな?」

「はい。また、自己紹介のときに、吃音のことを伝えることができました」

「どういうふうに伝えたの?」

「『僕は時々声が詰まる吃音っていうものがあるけれど、みんな気にしないでください』って。ホッとしました」

私は、彼が初めてのカミングアウトを無事に終えられたことに安堵しました。

「新しいクラスでは、真似や指摘、笑う人はいない?」

「入学したばっかりだった四月ごろには『なんでそんな話し方するの?』と聞かれたけれど、今はもう聞かれていません」

吃音によるからかいが持続していないことがわかりました。また、C君が不意にこうも伝えてくれました。「少林寺の昇級試験に受かりました」と。

私はC君に尋ねました。

「大きくなったら、何になりたい？」

「エンジニアです。工業高校に進学する予定です」

中学一年生ながら、将来の目標まではっきりと言えていました。また、中学に入ってからの診察では、三〇分以上話しても吃音の症状がわからない状態です。吃音を隠す工夫をしているからなのですが、自分自身で吃音について他人に語れ、からかいの対処法もわかっています。友達も多く、部活も問題なく行えていて、いい傾向だと感じました。

中学二年になり、良い兆候が続いているなと思っていたとき、彼から、ある作文のコンテストで自分の吃音のことを書き、賞をもらったと伝えられました。思春期ということもあり、口ではあまり語らないのですが、C君は、自分自身と吃音についてしっかりと客観的に見られるようになったんだと、その作文を読んで感じ、私はとても感心しました。

４・５　高校一年生の女子――高まる社交不安障害

女子は男子の四分の一

吃音を発症する人は、女子が男子の四分の一とされますが、吃音のある女子には女子特有の悩みがあるようです。女子は、どもりながら話すことを男子より恥ずかしいと感じ、隠したがる傾向があります。また、もともと恥ずかしがり屋の人も多く、男子よりは女子のほうが、吃音の二次障害としての社交不安障害を合併する割合が高いことがわかっています。社交不安障害を合併していると、発表など注目を浴びる場面では動悸や発汗といった身体的な違和感が生じ、さらに不安・恐怖が増す場合があります。

様々な場面で傷つく

以下は、高校一年生の女子Ｄさんのケースです。

Ｄさんの吃音は三歳から始まりました。よく記憶に残っている嫌な経験は、小学三年生の下校時に、女子の友達に話し方を二度ほど真似されたことでした。一回目は特に気にしなかったものの、二回目には「真似するのやめて」と友達に直接伝えました。すると、友達は、「ゴメン」と言って、以後は真似をしなくなったそうです。

また小学五年生のとき、保健係になって、朝、健康観察でクラスメイトの名前を呼ばないといけなくなったのですが、ある日「オク君」という名前が言えなくなったことがありました。クラスのみんなはザワザワして、先生や男の子が、

「オク君、だよ」

などとDさんに教えてくれたのですが、どうしても言えません。すると、もう一人の係の男の子が代わりに言ってくれたのですが、とても悲しくて嫌な気持ちになり、「どうして、声が出なくなるのだろうか?」と改めて不思議に思ったそうです。

中学三年生のころには、症状が悪化しました。塾で先生に当てられるときも、ほとんど何も言えなくなり、教室がシーンと静まるのがつらかったようです。先生に「発表のとき、声が出なくなる」と相談したら、その後はあまり当てられなくなりました。

また、学校でも、授業中や友達の前で声が出なくなることがあり、だいぶ困ったといいます。授業中は当てられても、「わかりません」とわからないふりをしました。その状況を仲

の良い友達にだけは話したものの、その友達も、話しているときに声が出なくなると、笑ったり、不思議そうな顔をしたりすることがありました。きっとよくわかっていなかったのでしょう。

そして卒業式が近づくと、名前を呼ばれたときに返事ができるか心配でたまらなくなりました。結局、練習でも本番でも何とか返事ができたのですが、心臓の鼓動が速くなって、とても息苦しかったそうです。

高校生になると、吃音はさらに悪化して、症状は今までで一番ひどくなりました。授業中もほとんど声は出ず、激しい動悸と足の震えに襲われるようになりました。

そんな状況にもかかわらず、せっかちだったある先生は、Ｄさんの発表のとき、

「聞こえない。もう一度、言いなさい」

「声が小さい」

「はっきり言いなさい」

「何を言っているのか、わからない」

などと、キツイ言葉で怒鳴ります。授業中に誰を当てるかも、くじ引きで決める先生だったため、ときに一日三回当たるようなこともあって、つらかったとのことでした。

英語の授業では、言葉が出ないと「シーン」となります。Dさんのときだけ、先生が席に近寄ってきて答えを確認するようになりました。また、答えないと、「わかっていない」と判断されることが多く、恥ずかしくて悔しい気持ちになりました。

世界史の授業では、順番に一人ずつ当てられるときに、Dさんだけ、

「わかる？　わからないよね」

と言われ、答える前に飛ばされます。先生の口調は優しくても、Dさんはすごく傷つきました。また、現代国語は、本読みが恐怖で吐きそうになることもありました。当てられると必ず声が出なくなりました。

カミングアウト

高校の夏休み期間中に、Dさんの初診の予約が入りました。細かい経緯は省きますが、Dさんは診察の前に私の本を読んでくれ、読後、クラスのみんなにメール（ＬＩＮＥ）を送り、吃音のことをカミングアウトしたそうです。すると、クラスのみんなが理解してくれ、授業が始まって声が出なかったら、

「大丈夫？」

などと、気にかけてくれるようになりました。

「自分が吃音であることをみんなに伝えることができて、本当に良かったと心から思う」とDさんは私に言ったのですが、同時に、

「でも、授業が怖い」

とも言います。

友達との関係は良好なようですが、話を聞いていると不登校の一歩手前だとも私には思えました。そこで学校の先生に協力をお願いすることに決め、Dさんと具体的にどのような内容にするのかを話し合い、次の診断書を書きました。

> 診断名　発達性吃音症
>
> Dさんは吃音症のため、本日来院されました。一見、どもっていないようにみえるDさんですが、苦手な言葉の場面では声が出なくなる難発性吃音があります。Dさんが、先生からの声かけの中で誤解された結果のものと考えているのは、「はっきり言いなさい」「何を言っているのか分からない」「分かる？　わからない？」「声

が小さい」などです。

発表が苦手な科目は、古典、数Ⅰ、現代国語、コミュニケーション英語、英語表現、化学などです。本読み、発表がある日には、「死ぬほど怖い。吐きそうになる」との訴えもあります。その気持ちをそれらの教科担任の先生にもご理解いただけたら幸いです。

これからの対処としては、皆が当てられる発表のときは、当てられて構いませんし、逆に飛ばされることは不自然になります。声が出ないときは、「難発性吃音」という状態になっていることを理解してください。「落ち着いて」「ゆっくり」などの声かけは不要です。

本人に聞くと、「十五秒も声が出ないときは、座らせてほしい」と言っていたので、そのご配慮をよろしくお願いいたします。常日頃、生徒のご指導大変だとは存じますが、何卒ご理解いただきますようお願い申し上げます。


診断書は、Dさんに適宜確認しながら作成しました。作り終えた文章を見ると、Dさんはホッとした表情になりました。その日は特に、話し方の練習などはしないでもよいと判断し、二ヵ月後の予約を取ってもらって診察を終えました。

「自分から伝えてみます」

その後の様子を聞くと、診断書を渡したことによって、先生たちからの嫌な反応はなくなったとのことでした。また、発表時に声がなかなか出ないときは座らせてくれるようにもなったそうです。

「最近は、学校に対して何も悩みがなくなった」

と彼女は笑顔で言いました。そして、彼女が高校二年生に上がるとき、

「自己紹介で吃音のことをみんなに伝える？」

と尋ねると、Ｄさんは「自分から伝えてみます」と言いました。吃音の程度は変わらないものの、自分のこと、吃音のことを、客観的に見ることができるようになり、自信がついたような印象を受けました。また、私が学年が変わったので改めて診断書を書く提案をしたところ、Ｄさんはこう言いました。

「今年は、困ったら自分で先生に伝えます。診断書は必要ありません」

彼女のように、一度、「君は悪くないよ」「君は一人ではないよ」と応援してあげると、飛躍的に生きる力が上がる人が多いことを、私はこれまでの診療経験で感じています。

4・6　二〇歳――難しい就職活動

公務員試験を目指す

学校や会社に属している人の場合、医療者が書いた診断書を提出すると何らかの配慮をしてもらえることが多いのですが、これから入ろうとしている組織に対して医療者が何らかの働きかけを行うのは容易ではありません。

しかし、二〇一六年以降は、同年に施行された障害者差別解消法（正式名称：障害を理由とする差別の解消の推進に関する法律）という法律によって、特に公的機関に吃音のことを伝える診断書を提出した場合、きちんとした反応が返ってくるようになりました。

以下は、公務員を目指す公務員専門学校生Eさんの例です。Eさんは、連発や難発が表面に出てくる中等度の吃音を抱えていました。前年、公務員試験の一次試験には受かったものの、二次の面接で落ちてしまったとのことでした。面接で落ちたのは吃音が原因であるかどうかはわかりませんでしたが、吃音に対して何かできることはないかと相談に訪れたのです。診察の結果、次の診断書にもあるように、Eさんの吃音は日常会話ではあまり支障がありませんでしたが、緊張した場面では声が出にくいときが見受けられました。

診断書
病名：発達性吃音症
附記：上記のもの、X月Y日から当院耳鼻咽喉科にて、吃音症で通院中です。通常会話ではあまり支障がありませんが、面接など緊張した場面では声が出にくい時があります。そのため、面接時に過小評価されないために、合理的配慮を望みます。具体的には、吃音が出ても寛容な態度で聞いていただけるだけで十分です。吃音は二〇一六年障害者差別解消法の対象疾患です。何卒ご理解いただきますようお願い申し上げます。

Eさんは公務員試験に出願する際、私が書いたこの診断書を一緒に送りました。そして、希望する市の公務員試験の一次試験に無事合格し、二次試験を受ける前のこと。市役所から電話があり、「集団面接ですが、吃音のことは配慮しますので、安心して受験してください」と言われたそうです。Eさんはびっくりしたそうですが、その電話によって、面接の不安はなくなったと言います。

面接試験では、なぜか集団討論の司会を担当することになり、最初に、「自分には吃音があるので聞き苦しいかと思いますが、よろしくお願いします」と伝えてから始めると、大いにどもりはしたものの、言うべきことは言えたという満足感があったそうです。

そして二次試験に合格し、その後無事に三次試験も突破して、Eさんは地元の市役所で働けることが決まりました。Eさんがとても喜んでいたので私も嬉しくなりました。

もちろん、狭き門を突破できたのは、私の診断書があったからというよりは、Eさんの努力のたまもの、そして実力が備わっていたからに違いありません。

４・７　四〇代――吃音で退職を迫られる

就職困難者に対して何が必要か

ドイツでは、重度吃音者は障害者と認定されます。一方、日本では、吃音症はこれまで福祉の対象とは考えられてきませんでした。私は医師として、吃音者、特に就職が困難な吃音者が社会参加できるためには何が必要だろうかと考えてきました。

すると、吃音症は身体障害者福祉法にて言語障害の身体障害者手帳を、発達障害者支援法および精神保健福祉法にて精神障害者保健福祉手帳を交付される可能性があることに気づいたのです。つまり、重度の吃音者については言語障害という理由で身体障害者手帳の交付を受けることができる可能性があるということです。一方、重度ではない人でも、精神障害者保健福祉手帳の交付を受ける可能性があるというわけです。

ここでは、症状がとりわけ重く、障害認定という形での支援が必要だと判断したＦさんの例を示します。

うつ病、休職、うつ病の再発、再度休職

某年一月、吃音を持つ四六歳のFさんが病院を訪れました。Fさんは小学校から吃音を自覚し出し、本読みや発表のときに困っていたという記憶はあるとのこと。不登校になったことはないそうですが、学生時代を通じて、吃音によりいじめを経験したといいます。

地元の高専を卒業し、東京なら吃音の治療が進んでいるのではないかと、Fさんは東京の会社に就職しました。ただし、残業や土曜の出勤も多くて病院に通うことができなかったため、夜間や日曜日も開いている民間治療院に通いました。吃音が治る高周波治療器という高額な装置を買って試したこともあるそうです。

その後、転職をして製造業の会社に勤めるのですが、そこで約二〇年間働きます。しかし、昇進するにつれて会社の会議で話す必要も増え、そこでうまく報告できないことが続いたのをきっかけに、うつ病になって一年間休職することになりました。休職後、同じ仕事に復帰するのですが、またしてもうつ病を再発。そして再度休職。すると、会社の人事課の人からこのように言われたのです。

「インターネットで調べると『吃音は治せる』という情報が書いてある。だから、吃音を治

さないと、正社員から契約社員に変更し、期間満了で退職となります」

その話を受け、それなら障害者手帳を取得して再就職しようと考え、当院の予約を取ったとのことでした。

しかし、そのころ当院は初診まで四ヵ月待ちの状態でした。そこでＦさんは、先に他の病院を受診して、障害者手帳を申請します。しかし、その結果は「適応外」。そんな状況の中、Ｆさんは当院に来院されたのです。

自分の名前を読むのに一分以上かかる

初診時、Ｆさんは話すこと自体、難しいようでした。そこで、まずはＦさんの希望を記したメモを見せてもらいました。そこには、次のように記されていました。

「会社から退職を迫られています。吃音を治せないでしょうか？」

「どうにかして吃音を治すことはできないでしょうか」という質問を私はたびたび受けます。それぞれのケースでそれぞれの治療を行っているのですが、今回のケースは、その切実さが際立っていました。

彼は結婚していて、まだ学生の息子さんもいらっしゃるそうです。私が力にならなければ、最悪の事態を迎えてしまうのではないかという雰囲気も漂っていました。

文章の朗読を行ってもらったのですが、通常、一分もあれば読める文章に、

「む、む、む、む、む、む、む、む、む、む、む、…………か、か、か、か、か、か、…………し、し、し、し、し、…………」

と、一〇分以上もかかり、読み終えると汗をびっしょりかいていました。

また、六文字しかない自分の名前を言うのにも、一分以上もかかりました。最重度の症状です。

会社が、吃音を治すようにと定めた期限は残り五ヵ月を切っていました。その期間で何ができるのかはわかりませんでしたが、会社に、吃音を治す努力をしている姿勢を伝えるという目的もあり、言語聴覚士による言語療法を開始することにしました。

私自身、これまで吃音で身体障害の診断書を書いた経験はなく、吃音で障害認定を受けられるのかもわからずにいました。それでも、自分にできることはしてあげたいと思いました。

Fさんは二週間に一度通院し、言語療法に励みました。

また、奥さんにも来てもらって、障害者手帳が取れなかった場合のことを相談したこともありました。奥さんは、共働きではあるものの、Fさんにギリギリまで今の会社に残ってほ

しいと言いました。Fさんはこのとき、同じ部屋にいる奥さんに携帯のメールを使って会話をしていました。それほど、Fさんは自分の言葉に自信を失っているのだと感じました。

　私が奥さんに、

「今の吃音の状態は、結婚当時に比べてひどくなっていますか？」

と尋ねると、奥さんは言いました。

「いや、結婚したころから、あまり変わっていないと思います。私があまり気にしない性格なので」

　また、Fさんに、

「会社に入ったころも、吃音で困らなかったですか？」

と聞いたところ、上司に恵まれたため、それほど困ってはいなかったとのことでした。

　Fさんの仕事の内容を変えれば、きっとFさんの持ち味が出るはずだ。私は改めてそう思いました。

言語障害の認定がおりる

初診から三ヵ月後、Fさんに言語障害四級の認定がおりました。そしてFさんは、これまで見たことのなかった笑顔で次のように言いました。

「今、言語障害で雇ってくれる企業を探しています。一般事務ではなく、これまで一〇年以上してきた技術職で探してみます」

Fさんは就職活動を継続し、言語障害者枠で受けた六社のうち、一社に採用されます。そして、その一社には「給料が〇〇万円以下だと生活が成り立たないので、よろしくお願いします」と伝えると、指定した額に近い給料がもらえることにもなりました。現在の会社よりも給料は減るものの、解雇される恐れを心配するよりは、言語の障害者として言葉の配慮をしてもらった上で働けるほうがいいと、Fさんは言いました。

セーフティーネットをどう築くか

新しい会社に就職して一ヵ月後、Fさんから次のメールをもらいました（わかりやすいように一部改変しています）。

言語障害があるので、電話は取らなくてよいことになっています。また、朝礼などは順番で安全事例の発表や安全唱和等をするのですが、それも免除されています。

仕事上での質問や解析結果の報告は、時間がかかっても話すケースはありますが、場合によっては筆談させてもらっています。コンピューターに向かっている時間が長いので、この仕事は私には向いているのかもしれません。

障害者枠での中途入社ですが、健常者と同じ条件で働いています。言葉の問題でできないことは配慮してもらっていますので、安心して働けています。査定も健常者と同じです。ですから、配慮してもらう分の評価は下がりますが、それは承知の上です。

その分は、仕事で結果を出して取り戻せるように頑張ろうと思っています。

そして次が、入社一年後にFさんから受け取ったメールです（同）。

今もB会社で解析の仕事をしています。

解析の種類が多く、まだ解析の仕事を覚えている状態です。

障害者枠で入社して十ヵ月、今月初めての査定評価がありました。

結果ですが、査定は言語障害によるマイナスはされませんでした。

仕事ができて結果を出すことができれば、良いみたいです。

今は、解析結果の報告のときはエクセルの「テキスト読上げ機能」を利用して報告しています。

普段はゆっくりしゃべるようにしています。

朝礼等は障害者枠のおかげで免除されています。かなり気持ちが楽です。

でも、先生がおっしゃる通り、ゆっくりでもしゃべって内容が相手に正しく伝わればそれが一番良いと思います。就職前の学生の患者さんには、ゆっくりでもしゃべれるようになるように治療してあげてください。面接でゆっくりしゃべって落とされるような会社には、就職しないほうがよいと思います。私は、B会社で定年まで安心して働けそうです。

本当にありがとうございました。これからも、吃音で困っている人を助けてあげてください。

私には、障害者手帳が必要のない世の中になってくれればいいという気持ちがあります。「吃音による言語障害」という基準に該当する人はそう多くはないでしょう。とはいえ、就職活動中、また勤労中でも、就職できない可能性やリストラの不安があるのは苦しいものです。そして、それは吃音者の一番の悩みになりえるのです。

吃音者が「吃音があってもいいんだよ」と思えるためには、セーフティーネットが必要です。そうでなければ、その言葉は絵に書いた餅となってしまうのです。

第5章

吃音と社会のこれから

5・1　吃音者の社交不安障害

吃音のある男性看護師の自死

二〇一三年、北海道のある病院に勤めていた吃音のある男性看護師が、自ら命を絶ちました。看護師国家試験に合格した後、病院で働き始めて四ヵ月後のことでした。自分に吃音があることは職場には伝えていたものの、職場の無理解によって追い詰められていく様子が彼の手帳には記されていました。


「大声を出されると萎縮してしまう」

「話そうとしているときにせかされると、言葉が出なくなる」

「どもるだけじゃない。言葉が足りない。適性がない」

「すべてを伝えなければいけないのに、自分にはできない」


同年七月、病院からの連絡で母親が駆け付けると、男性は自宅で死亡していました。携帯電話には、家族に宛てた未送信のメールが残っていました。

「相談せずに申し訳ありません。誰も恨まないでください。もう疲れました」

この痛ましい事件は地元の北海道新聞はもちろんのこと、朝日新聞をはじめ全国紙でも大きく報じられ、社会的に高い関心を集めました。

孤独を抱える

吃音者の多くは、孤独感に苛（さいな）まれています。第1章で私の吃音体験を綴った際にも同様のエピソードを記しましたが、特に思春期以降で多いのは、人にツッコミを入れることができないという悩みです。たとえば、友達との会話中、

「今、自分がこう言えば場が盛り上がるのに……でも、自分には吃音がある……どもりながら言葉を発する勇気がない」

と、吃音を理由に言いたい言葉を封印してしまうケースが多いのです。しかし、これは逆にいうと、吃音者というのは他人に必要以上に気を遣っている人であるとも言えます。

会話の中に入っている場合はまだしも、会話の輪から逃げてしまう吃音者もいます。たとえば、「こんな集まりがあるから、今度行こうよ」と誘われても、吃音のある人の頭の中ではまず、

「自己紹介はあるのだろうか？　どもったらどうしよう」

と思って、新しい集まりに行くことをためらいがちです。やがて思春期を過ぎ、社会人になっても、たとえば上司に報告しなければならない事案があったときに、

「うまく報告できるかな、うまく言えなかったらどうしよう」

と思うと、何かと理由をつけて報告を先延ばしにする傾向が吃音者にはあります。そうした回避的な行動を見て、「あの人は不誠実な人だ」という烙印（らくいん）を押されてしまうケースもあります。

つまり、吃音者の中には実は人一倍、相手に気を遣っていることもあるのに、それが裏目に出るばかりか、自分自身への自信をどんどんなくしてしまうケースが往々にして見られるということです。

社交不安障害

人との接触を回避までするようになると、社交不安障害（ＳＡＤ＝Social anxiety disorder）という〝心の不調〟と言われる病気を合併するようになります。小山司・北海道大学名誉教授が監修を務めているサイト「こころの掲示板　ふあんナビ」(http://www.fuannavi.net) に

よると、社交不安障害に特徴的な症状として、次の八項目が挙げられています。

・人前で発表するのが極度に怖い・緊張する
・人と接するのが極度に怖い・緊張する
・周囲からの視線が極度に怖い
・注目されると緊張で赤面する・汗をかく
・人前で電話をかけるのが怖い
・人前で食事ができない
・人前で文字を書くとき、手が震えて書けない
・周囲に人がいると用を足すことができない

(http://www.fuannavi.net/s_2_1.html)

社交不安障害でなくても、どれか一つは当てはまる項目がみなさんにもあるかもしれません。
この社交不安障害は、日本では対人恐怖症（あがり症）という名称で古くから知られていましたが、アメリカ精神医学会が作成した心の病気に関する診断基準である「精神障害の診

断と統計マニュアル」（DSM＝Diagnostic and Statistical Manual of Mental Disorders）の第3版（一九八〇年）、通称DSM‐Ⅲで初めて社交恐怖という名称で記載され、世界的に認知されました。ちなみにDSM‐Ⅳでは社会不安障害、DSM‐Ⅴでは社交不安症と名称が変わっています。日本では、二〇〇八年に、日本精神神経学会がより疾患に適した名称「社交不安障害」に変更しています。

二〇一〇年、オーストラリアのエレーヌ・ブルームガルトらの報告によると、成人吃音症の四〇〜五〇％が社交不安障害を合併しているとされています。一方、一般の人で社交不安障害のある人は人口の一〇％程度だとされています。したがって、吃音症の人は一般の人より四〜五倍という高い割合で社交不安障害があるということです。

社交不安障害の発症平均年齢は一五歳で、全人口での発症率は七〜一二％程度だと言われています。また、ひきこもりの人の約一五％が、前駆症状（ある病気や発作の前兆として現れる症状）として社交不安障害を合併していることも報告されています。

社交不安障害について注意しておかなければならない点の一つは、自殺企図率がうつ病よりも高いことです。うつ病単独の自殺企図率が一・一％なのに対して、社交不安障害の自殺企図率は二・六％に上ります。さらに、社交不安障害にうつ病を合併するとそれは七％にまで増加するとする報告もあります。

社交不安障害を数値で測る

私は、この社交不安障害を客観的に数値で測ることのできるＬＳＡＳ－Ｊという問診票に注目してきました。

ＬＳＡＳ－Ｊは、「人前で電話をかける」「少人数のグループ活動に参加する」「権威ある人と話をする」など全二四項目で構成され、それぞれの項目に対して、恐怖感／不安感と回避の程度を〇～三点の四段階で評価します。合計〇～一四四点で評価され、五〇点から七〇点は中等度、七〇点から九〇点では中等度から重度、九〇点以上は重度の社交不安障害と判断されます。

私は、一〇代、二〇代、三〇代の計一〇〇名の吃音者にＬＳＡＳ－Ｊを行ってもらい、その結果を比較したことがあります。すると、一〇代、二〇代は、それぞれの平均が六五・六、六四・〇と高い数値を示しました。一方、三〇代の平均は三七・七でした。これは、三〇代に入ると社交不安障害に悩まされる吃音者が少なくなるということを示しています。三〇代に入ると、その人がそれまで積み重ねてきた様々な経験によって周囲に認められるようになるなど、ある程度の自信を得ることで社交不安障害から回復する傾向があるのだろうと考えられます。

また、性別で比較すると、二〇代、三〇代では男女間で有意な差がないのに対して、一〇代では男性の平均が六一・三、女性の平均は九二・六と、男女間で大きな差が見られました。

この調査では、四〇〜五〇代、あるいはそれ以上の吃音者は調査の対象とはしませんでしたが、調査の結果を総合すると、社交不安障害のリスクが最も高いのは一〇代の女性で、それに一〇代男性と二〇代が続き、三〇代ではリスクが低いということが言えると思います。

社交不安障害の治療、予防法

社交不安障害の自然治癒率は、半年で八%、二年で二〇%とされますが、一方、八年経っても三六%の自然治癒率しかありません。また、自然治癒した場合でも、四〜五年で三〇%の人が再発するという難治性の疾患です。

治療としては、選択的セロトニン再取り込み阻害薬（ＳＳＲＩ）を用いる薬物療法が第一の選択肢として挙げられますが、薬を飲んでひきこもっているだけでは改善は難しいと言えます。そこで最近では、私たちのものの考え方や受け取り方に働きかけ、気持ちを楽にしたり、行動をコントロールしたりする治療方法である認知行動療法の重要性が注目されています。

一方、私が社交不安障害の発症を防ぐ方法として提案しているのは、次の三つです。

まず一つ目は、子どもが自分の吃音を意識し始め、親に「なんで、ぼくは、話すときに『あ、あ、あ……』ってなるの？」などと質問するようになる最初のころに、親がその子を肯定してあげることです。つまり、「あなたは、時々、言葉を繰り返したり、詰まったりするけど、わざとじゃないでしょ。詰まってもいいんだよ」というように伝えるのです。

吃音が出ている子どもに対して、「こう話すと、詰まらないよ」と、どもらないで話せる方法を伝えても、吃音が一〇〇％消えることはありません。そのため、そのような方法ばかり教えようとすると、「親や先生がせっかく訓練方法を教えてくれているのに、自分はいつもつっかえてしまう。自分はなんてダメなんだろう」と、逆に自己否定感を持つようになってしまうことがあるのです。したがって、話し方のテクニックを教える前に、「吃音があってもいいんだよ」と、その子の存在そのものを認めてあげることが重要だと考えています。

二つ目は、カミングアウトです。小学校の中学年から高学年の児童については、自己紹介で「僕は、時々言葉をつっかかえることがありますが、わざとではないので、気にしないでください」などと言うことを推奨しています。

子どもにカミングアウトするように促す場合、私は、吃音で真似・指摘・笑いを受けた嫌な思いがあったなら、「それを防ぐにはどうしようか?」と話すようにしています。

また、学年の変わり目など新しい環境に入ったころであれば、その子の吃音を知らない子が必ずいます。そのときは、嫌な思いを防ぐためには先に言っておくのも手だと思うよとアドバイスするようにしています。学校の先生からクラスメイトに吃音について説明をしてもらうか、または、自分でクラスメイトに説明することで嫌な思いが消失した場合、その子はカミングアウトの効果を実感し、次の新しい環境でもカミングアウトすることができると思われます。

ただ、吃音で受けた嫌な思いをカミングアウトによって消失した経験のない子どもは、「吃音のことを誰かに伝えることで、逆に注目され、嫌な思いが増えるのではないか」と心配して、カミングアウトに積極的になれない場合があります。

私は、カミングアウトを強制することはありません。人生における一つの選択肢として、自分の吃音を周りの人に伝える方法もあるよ、というふうに伝えています。そのような選択肢があることを知っておくだけでも、気持ち的にだいぶ違うのではないかと考えているからです。

「みんな、私が話すときに詰まることを知っている」と頭で思うのと、自分で「私には吃音があります」と言えることは、吃音のある本人にとって大きな違いがあります。そして、自分の口から言うことで、理想（流暢に話す自分）と現実（吃音が出てしまう自分）とのギャップが小さくなり、吃音が出たときに、気持ちの落ち込みや反省する気持ちを小さくとどめることが可能になるのではないかと私は考えています。

また、カミングアウトは、大人になって切羽詰まった状態で行うよりは、「吃音は悪いことだ」という思いが形成される前に行うほうが、社交不安障害の予防につながると言えると思います。

三つ目は、言い換えや吃音を隠す工夫をできるだけ少なくすることです。自分が言いたい言葉よりも、吃音が出にくい言葉に言い換えて話すことを優先する習慣を持つ人がいますが、そのような人は、吃音をコントロールしているように見えるものの、実は逆に吃音にコントロールされてしまっていると言えます。吃音が出やすい言葉を言いやすい言葉に置き換えると、流暢性は確かに増します。しかし、それを続けていると、言い換えられない言葉が出てきたときに困るようになります。中でも特に問題になるのは、自分の名前です。

たとえば新しい環境に入ったとき、初対面の人に話しかけたいと思っていても、「あなたの名前は?」と聞かれたら答えることができないと思うと、話しかけるのを躊躇してしまうでしょう。すると、人間関係を築いていくことが難しくなります。また、初めての人と電話で話をするときも、毎回、自己紹介をしなければなりません。

では、そうした場面で困らないようにするためにはどうすればいいのでしょうか。それには、吃音を隠すのではなく、どもってもいいので、自分の伝えたいことを伝えるようにすることが大事です。また、このときには、本人の努力だけでなく、周囲の理解も大切です。

吃音者に対して、「なんで電話ができないの?」などと不思議がるのではなく、「吃音のある人は、電話が苦手だったよね。できないときは手助けしてあげよう」と考える人が増えていくと、吃音者は楽になるでしょう。

5・2 聞く力

吃音者は、聞き上手な人を知っている

読者の方の中にも、「あの人とは話しやすい」「あの人とは話しにくい」と、相手によって

話しやすさに違いを感じている人は多いと思います。コミュニケーションは、基本的に話し手がいて、聞き手がいる二人の関係で成り立っています。これは吃音のある人でも同じです。そして吃音のある人は、聞き上手な人を敏感に見分けています。ここでは、吃音者が話しにくいと感じている人を挙げましょう。

・大きな声で感情的に怒る人
・吃音が出たときに馬鹿にする人
・こちらが話をしているのに、話を最後まで聞かず、自分の話題に変える人
・せっかちな人
・自分が話したのに、リアクションがない人
・「ゆっくり話しなさい、深呼吸して話しなさい」など、話し方のアドバイスをする人

また、吃音のある人によって感じ方は違いますが、

・吃音が出ているときに、良かれと思って言葉の先取りをする人

も、場面によっては話しづらいと感じているようです。これは私の経験ですが、「お、お、お、お……」と言葉に詰まっていると、「おんせん?」と言葉を先取りされ、自分が言いたかったのは「おおいた」だったので、相手の言葉を訂正し、最初から自分の言いたいことを伝え直さなければならなかったことがあります。私の経験では、言葉を先取りする人の半数は間違えていました。

では、吃音者にとってはどういう聞き手がよいのでしょうか。それは、

・話し終える前に助け舟を出そうとする人ではなく、話し終えた後に助けてくれる人

です。具体的には、話している最中は邪魔することなく内容を聞いてくれ、話し終えたときに内容にきちんと反応してくれる人です。それほど難しいことではないと思われる方もいらっしゃるかもしれませんが、そうではない人が多いのが現実です。特に、吃音のある人と接するとき、この「聞く力の差」は顕著に出てくるように思います。

どもる人とじかに接したことのない人は、こちらが努力して最後まで話し終えたのに、び

っくりしてしまって何のリアクションも示さず、話が途切れてしまうことがあります。実際、私はそうした場面にしばしば遭遇してきました。

また、先に吃音者の多くが孤独感を抱いているという話のときに触れたエピソードでも記しましたが、吃音のある中・高校生の誰もが抱えている悩みに、話が盛り上がっているときに思いついた一言が言えない、というものがあります。この一言を言えば爆笑になることがわかってはいても、どもりながらしゃべると場面がシーンとなるので言いたくても言えない——それが悔しいのだと。

つまり、表面上は吃音という姿がその人に表れているのですが、内面では話したいという発話意欲にあふれていることが多いのです。

インリアル・アプローチ

発達障害などがある子どもが、成長してから他の人と円滑にコミュニケーションが取れるようになるために「周りの大人が援助の仕方を学ぶ」、インリアル・アプローチと呼ばれる手法があります。これは、一九七〇年代にアメリカ・コロラド大学のリタ・ワイズらによって開発されたアプローチ方法です。インリアル・アプローチにおけるコミュニケーションの原則には、次の六つがあります。

1　子どもの発達レベルに合わせる。
2　会話や遊びの主導権を子どもに持たせる。
3　相手が話し始められるように待ち時間を取る。
4　子どものリズムに合わせる。
5　ターン・テーキング（交代交代の会話）を行う。
6　会話や遊びを共有し、コミュニケーションを楽しむ。

ここでは、大人のペースで会話をするのではなく、子どものペース（リズム）で会話を行うことが推奨されています。また、大人の基本姿勢として、「ＳＯＵＬ」が掲げられています。

・Silence（静かに見守ること）
　子どもが場面に慣れ、自分から行動が始められるまで静かに見守る。
・Observation（よく観察すること）

子どもが何を考え、何をしているのかよく観察する。コミュニケーション能力・情緒・社会性・認知・運動などについて能力や状態を観察する。

・Understanding（深く理解すること）

観察し、感じたことから、子どものコミュニケーションの問題について理解し、何が援助できるか考える。

・Listening（耳を傾けること）

子どものことばやそれ以外のサインに十分、耳を傾ける。

ここからわかるのは、良い聞き方とは、相手のペースに合わせられるかどうかだということですが、これは、吃音のある人と接するときに有効なだけでなく、日常の会話においても重要なことではないでしょうか。

5・3　時代の変化と吃音

社会に広がる考え方

さて、「医学モデル」と「社会モデル」という言葉を耳にしたことはあるでしょうか。医学モデルとは、障害者が直面する困難や社会的不利はその人個人に問題があるとする考え方です。一方の社会モデルとは、障害者が直面する困難や社会的不利は社会の問題だとする考え方です。つまり、前者では障害を「個人の問題」として捉えるのに対して、後者では「社会の問題」として捉えています。

たとえば、足が悪くて車いすに乗って移動する人がいるとします。その車いすでは段差が乗り越えられないため、その人は段差のあるところには行くことができません。それならば、リハビリをして歩けるようになればいい、という発想が医学モデルです。一方、障害が生じるのは段差があるためで、段差をなくしてバリアフリーにすればよい、という発想が社会モデルです。

吃音で考えると、吃音で他者とうまくコミュニケーションができないのは吃音者本人の問題であり、それゆえ話し方の訓練などによって吃音の軽減のために努力すべきだ、と考えるのは医学モデルの考え方です。それに対して、コミュニケーションは言葉のキャッチボールであり、話し手に吃音というハンディがあるならば、聞き手のほうがそれを理解して適切に対応することで、コミュニケーション上の問題を軽減することが望ましいと考えるのが社会モデル的な考え方です。

日本では、二〇〇〇年以降に社会モデルの考え方が広まっていきました。たとえば、前述した「障害が生じるのは段差があるためだ。だから段差をなくしてバリアフリーにすればよい」という発想の流れを受けて社会的に認定された例の一つに、二〇〇六年六月二一日に制定された、「高齢者、障害者等の移動等の円滑化の促進に関する法律（通称、バリアフリー新法）」があります。また、二〇一六年には、「障害を理由とする差別の解消の推進に関する法律（通称、障害者差別解消法）」が施行されました。

吃音症はこの法律の対象ですが、実際、この法律が施行された後、高校や大学の入試の面接試験での合理的配慮は求めやすくなっています。たとえば、「入試面接で吃音が出たらスムーズに話せなくなります。それによって減点されることはないでしょうか？」という相談を吃音者から受けたことがあります。そのとき私は、「時間的な余裕の確保、および聞く側の寛容な姿勢をお願いします」という旨の要望書を書いて大学側に提出したことがあります。すると、実際に大学側の配慮を得ることができました。また、公務員試験、英検、秘書検定でも同様の要望書を提出して配慮を得られた経験があります。今後、少しずつそうした対応が社会に広がっていくことを願っています。

切符が買えない

吃音のある人の悩みは、時代とともに変わっています。現代は、以前の時代と比べると、どちらかと言えば吃音のある人が暮らしやすい社会へと変化していると言えるでしょう。

昭和の時代、吃音者の悩みとしてよく聞いたのは、電車の切符購入時の話です。まだ自動券売機が普及していなく、切符を買うには、駅の窓口の列に並んで、口頭で駅名を言わなければならなかった時代のことです。

ある人は、行き先が言いにくい名前だったために、窓口で駅名を告げることができず、買うのを一旦諦めて、列の一番後ろに戻って並び直した話をしてくれました。そして列が進んで再び自分の番になったとき、また言えなくて並び直し、なかなか切符を買えなかったという経験があったといいます。

また別の人は、「高田馬場」という駅名が言いづらく、一つ先、二つ先の、料金が同じで言いやすい駅名を言って切符を買うようにしていたそうです。

自動券売機が普及した現在でも、窓口で切符を買わなければならないときはあります。そうした場合の対処法ですが、私は買いたい切符の内容を、紙にメモするかスマホのメモ機能を使って記し、それを示すようにしています。たとえば、

「一月五日、博多から新大阪までの新幹線の往復切符、行きは朝九時ごろ、帰りは一八時ごろ。窓側の指定席でお願いします」

と、あらかじめ書いたものを手にしておくのです。

なんとしても自分の口で言いたい、メモを差し出すなんて恥ずかしい、という人もいますが、肝心なのは相手に内容を正確に伝えることです。それほどこだわる必要はないのではないかと私は思っています。実際、吃音の相談で私のところにいらした方にこの方法を伝えると、「そういう手がありましたね」と、納得されることが多いです。

電話が怖い

もう一つ、大きく変わったのは、電話です。かつて固定電話しかなかった時代は、吃音のある人にとっては大変で、私には、小中学生時代の嫌な経験がずっと記憶に残っていました。中学時代、友人宅に電話をして相手が出たとき一切言葉を発することができなかったことがありました。

「……」

喉に鍵がかかってしまったようでした。電話口から、

「もしもし、もしもし」

という声が聞こえるのですが、第一声を出すことができません。「菊池ですが、○○君いますか？」と、言うべき文章は頭の中にしっかりとあるのに、声にすることができません。そのうち、

「いたずら電話はやめてください」

と怒られ、電話を切られました。話そうとする努力を声として外に出すことができず、逆に誤解された結果、疲労感と自己否定感など複数の感情が入り混じった気持ちになりました。

そうした経験を繰り返すうちに、電話をかけるのも受けるのも嫌になっていくのです。実際、成人の吃音のある人が一番困難に感じているのが電話です。たまに私は思っていました。「電話がない世の中ならば、吃音のある人は困ることが減るのになぁ」と。

しかし、携帯電話の登場はその状況を劇的に変えました。

私は初めて携帯電話を持ったとき、感動しました。相手に自分の名前を登録してもらえれば、こちらからかけたとき、自分の名前が相手の携帯の画面に表示されるからです。すると自分の名前を言う必要がなくなるため、精神的にとても楽なのです。

また、固定電話のみの時代には、社内で電話するとき自分のどもっている声を周りの人に聞かれるのが心配だという人もいましたが、携帯電話があれば、少し離れた場所で、周りに聞かれないように話すこともできます。それで助かっているという人もいました。

「現在」という時間を取り戻す

私は二三歳になるまで、どもっている「現在」の時間を記憶に入れないようにしていました。つまり、「どもること=悪いこと」と思う私自身の気持ちが引き起こす悪循環によって、無意識のうちに、どもっている「現在」の記憶を頭の中から消去していたのです。どもっている「時間」をなるべく早く頭の中から消そうとするために、どもるときの喉・舌・顔・身体全体の反応は自動化され、自分ではコントロールできないものになりました。

「現在」という時間を意識しない代わりに、私は、どもってしまうのではないかと先のことを心配する予期不安の「未来」と、どもってまた失敗してしまった、なんて私はダメな人間なんだと劣等感を感じる「過去」の時間はちゃんと頭の中に刻み込んでいました。周りの人は、私がどもっている「現在」の時間しか見ていません。しかし、私にとっては「未来」と「過去」が問題となっていたのです。自分の吃音を客観的に見られるようになったとき、そのことに初めて気がつきました。

私はその後、出会った吃音者に度々次のように尋ねました。

「予期不安（未来への不安）と、どもって落ち込むこと（過去の後悔）がなくなったら、吃音の悩みは軽くなると思いますか？」

すると、多くの人がこう答えました。

「そうですね。吃音者は、予期不安と失敗した落ち込みに常に振り回されています。ですから、その二つがなければ吃音の悩みはきっと軽くなると思います」

しかし、「どもってもいいんだ」と思えるようになると、「未来」「過去」への意識がなくなり、どもっている「現在」の時間を取り戻すことができるようになります。そして、自分のどもっている姿を客観的に見る「時間」が得られると、難発性吃音で舌や顔に不要な緊張が入っていることに自分で気づくことができ、しゃべるスピードもコントロールできるようになりました。

「どもっていてもいいんだよ」という言葉は、「今の状態を諦めなさい」という意味ではありません。吃音がある自分を肯定するだけでなく、「時間」と「緊張」をコントロールできるようになるための言葉であり、私は診療の現場でも用いています。

あとがき

「ここ数年、吃音の相談者が増えている」と「まえがき」で述べましたが、これは「吃音ドクター」として、吃音を医療・福祉の対象に引き上げるために私が孤軍奮闘してきた結果だけではもちろんありません。

その背景には、吃音の専門教育を受けた国家資格である言語聴覚士の誕生、障害者が暮らしやすい社会を作っていこうという市民の意識の変化、そして発達障害者支援法の成立や障害者差別解消法の成立といった時代の変化があり、その中で必然的に増えてきたものだと言えるでしょう。わかりやすく言い換えれば、ハンディのある人の人権擁護の機運が高まっているとも言えると思います。

メディアでも、出演者が全員吃音者という「吃音ラジオ」に象徴されるように、テレビ・ラジオ・新聞・書籍を通して、吃音をテーマにしたものが多く見られるようになりました。

これは出版に限った話ですが、二〇一八年だけでも、吃音のある子ども、吃音のある子どもの保護者、教育現場の先生、言語聴覚士など二八人による「吃音」の理解と啓発への取り組みを記した手記『「吃音」の正しい理解と啓発のために——キラキラを胸に』（堅田利明編著、海風社）、これまではあまり取り上げられることのなかった発声や発音の練習をテーマにした『自分で試す吃音の発声・発音練習帳』（安田菜穂・吉澤健太郎著、学苑社）、そして、美学やアートの視点も交えて吃音に着目した『どもる体』（伊藤亜紗著、医学書院）など、様々な人たちが様々な角度から吃音を語るようになってきました。

本文でも述べたように、吃音には一〇〇年以上もの研究の歴史があります。私は自ら吃音があるため、吃音を意識するようになってから現在まで、ずっと吃音のことを考え続け、また研究を続け、そして医師として関わってきました。このように、私は吃音とともに生きてきたわけですが、そんな中、吃音のことを知れば知るほど、そして研究すればするほど、さらに医師として多くの吃音者と接すれば接するほど、「吃音には文化がある」と考えるようになりました。それほどまでに、吃音には「多様性」が備わっていると思うのです。

吃音者には、「自分には吃音があるから、就職や仕事は難しい。それだけでなく、人生の様々な場面でやりたいことを諦めなければならない」と、自ら人生の選択肢を狭めている人が大勢います。でも、ここまで本書を読んできてくださった方には、「吃音だから諦める」のではなく、吃音があっても多様な選択肢があることがおわかりいただけたのではないかと思います。

そして、医療者としてできるのは、また私が強く思っているのは、「吃音のある人・家族に人生の選択肢を増やすこと」です。そのような方々に向けて、「こんな選択肢もあるよ」「あんな選択肢もあるよ」と、可能性を提示するだけでもその人の人生は大きく変化すると思っています。

本文でも触れましたが、私は学校の先生に渡している啓発用の資料を持っています。もし、吃音で悩んでいる方がおられ、資料が必要であると感じたら、私に直接メールを送ってください。

最後になりますが、本著の執筆にあたっては、まず、本書の企画を快く受け入れていただき、絶えず執筆を気にかけてくださった光文社の小松現さんに感謝いたします。また、小松さんと私をつないでくださった、『悩み・不安・怒りを小さくするレッスン』『もしかして、私、大人のＡＤＨＤ？』（光文社新書）などの著作がある臨床心理士の中島美鈴さんにも深く感謝いたします。さらに、私のつたない文章をより読みやすくするためにご尽力くださったライターの近藤雄生さんにも深く感謝いたします。

私を耳鼻咽喉科の医師として育ててくれた九州大学耳鼻咽喉科の皆様にも感謝申し上げます。そして何よりも、休みの日にも仕事や出張しがちの私を理解し、応援してくれている妻と小学生の息子に感謝して筆を擱きます。

二〇一八年一二月

菊池良和

菊池良和：メールアドレス
kiku618@gmail.com

http://www.mext.go.jp/a_menu/shotou/seitoshidou/1337278.htm
2006 年 6 月 21 日 高齢者、障害者等の移動等の円滑化の促進に関する法律（通称、バリアフリー新法）www.mlit.go.jp/barrierfree/transport-bf/shinpou/jyoubun.html

Hoang JL, Patel S, Maguire GA. Case report of aripiprazole in the treatment of adolescent stuttering. Ann Clin Psychiatry. 2016 Feb;28(1):64-5.
Maguire GA, Franklin DL, Kirsten J. Asenapine for the treatment of stuttering: an analysis of three cases. Am J Psychiatry. 2011 Jun;168(6):651-652.
Charoensook J, Maguire GA. A case series on the effectiveness of lurasidone in patients with stuttering. Ann Clin Psychiatry. 2017 Aug;29(3):191-194.
Bothe AK, Davidow JH, Bramlett RE, et al. Stuttering treatment research 1970-2005: II. Systematic review incorporating trial quality assessment of pharmacological approaches. Am J Speech Lang Pathol. 2006 Nov;15(4):342-352.
Lee BS. Some effects of side-tone delay. J Acoust Soc Am. 1950;22:639-640.
Speech easy のホームページ https://speecheasy.com/
Pollard R, Ellis JB, Finan D, Ramig PR. Effects of the SpeechEasy on objective and perceived aspects of stuttering: a 6-month, phase I clinical trial in naturalistic environments. J Speech Lang Hear Res 2009 Apr;52(2):516-533.
Fluency Coach by Speech Easyのホームページ http://www.fluencycoach.com/

第5章

Blumgart E, Tran Y, Craig A. Social anxiety disorder in adults who stutter. Depress Anxiety. 2010 Jul;27(7):687-692.
菊池良和，梅﨑俊郎，山口優実，他．社交不安障害 (Social anxiety disorder: SAD) を合併した発達性吃音症の一例，音声言語医学 54 巻 1 号，35 -39, 2013.
菊池良和，梅﨑俊郎，澤津橋基広，他．吃音症における社交不安障害の重症度尺度 (LSAS-J) の検討．耳鼻と臨床 63(2), 41-47. 2017.
Wong QJJ, Gregory B, Gaston JE, et al. Development and validation of the Core Beliefs Questionnaire in a sample of individuals with social anxiety disorder. J Affect Disord. 2017 Jan 1;207:121-127.
文部科学省．いじめ防止対策推進法（平成 25 年法律第 71 号）.

第３章

呉宏明「伊沢修二と視話法～楽石社の吃音矯正事業を中心に～」京都精華大学紀要　2004; 26: 145-161.
伊澤脩二「どもり通信矯正法：特許品応用吃音矯正装置」樂石全集刊行會發兌，1923.
小林正直「松澤忠太先生　其の生涯と精神（記念館建設記念）」中外印刷株式会社，1980.
吃音の試験問題（1908年８月23日読売新聞朝刊）
Philipp Caffier, 小林武夫．Hermann Gutzmannが創設したベルリン大学の音声言語外来の100周年．音声言語医学 46(4). 258-261. 2005.
日本吃音治療教育研究連盟「新吃音研究」1982年復刊第３巻第３号．
小島信夫．新潮日本文学54 小島信夫集 吃音学院．1972.
「10周年の言友会、治そうと意識しない」（1976年５月23日朝日新聞朝刊）
Andrews G, Craig A, Feyer AM, et al. Stuttering: a review of research findings and theories circa 1982.J Speech Hear Disord. 48(3); 226-246, 1983.
Porter HVK. Studies in the psychology of stuttering: Stuttering phenomena in relation to size and personnel of audience. J Speech Disor. 1939; 4: 323-333.
Frank A, Bloodstein O. Frequency of stuttering following repeated unison readings. J Speech Hear Res 1971 Sep;14(3):519-524.
Wu JC, Maguire G, Riley G, et al. Increased dopamine activity associated with stuttering. Neuroreport. 1997 Feb 10;8(3):767-770.
Maguire GA, Riley GD, Franklin DL, Gottschalk LA. Risperidone for the treatment of stuttering. J Clin Psychopharmacol. 2000 Aug;20(4):479-482.
Maguire GA, Riley GD, Franklin DL, et al. Olanzapine in the treatment of developmental stuttering: a double-blind, placebo-controlled trial. Ann Clin Psychiatry. 2004 Apr-Jun;16(2):63-67.
Maguire G, Franklin D, Vatakis NG, et al. Exploratory randomized clinical study of pagoclone in persistent developmental stuttering: the examining pagoclone for persistent developmental Stuttering Study. J Clin Psychopharmacol. 2010 Feb;30(1):48-56.

参考文献

まえがき

Kurihara, K., & Tsukada, K. (2012). SpeechJammer: A system utilizing artificial speech disturbance with delayed auditory feedback. Available at http://arxiv.org/ftp/arxiv/papers/1202/1202.6106.pdf

第2章

Yairi E. and Ambrose N: Early childhood stuttering., Pro-Ed, Austin, Inc 2005.
「『どもり』は人真似から」1932年6月27日朝日新聞朝刊
「どもりは伝染病　早期矯正が大切です」1940年12月27日朝日新聞朝刊
菊池良和「エビデンスに基づいた吃音支援入門」学苑社，2012.
Johnson W et al. A study of the onset and development of stuttering. Jounal of Speech Disorders 1942; 7: 251-257.
「どもりはなおせる」1966年2月9日読売新聞朝刊
「シングルマザー：吃音支援へ『言語聴覚士』の資格目指す」2017年1月7日毎日新聞
Andrews G, Morris-Yates A, Howie P, Martin NG. Genetic factors in stuttering confirmed. Arch Gen Psychiatry 1991 Nov;48(11):1034-1035.
Felsenfeld S, Kirk KM, Zhu G, Statham DJ, Neale MC, Martin NG. A study of the genetic and environmental etiology of stuttering in a selected twin sample. Behav Genet 2000 Sep;30(5):359-366.
Kang C, Riazuddin S, Mundorff J, et al. Mutations in the lysosomal enzyme-targeting pathway and persistent stuttering. N Engl J Med. 2010 Feb 25;362(8):677-685.
菊池良和「子どもの吃音　ママ応援BOOK」学苑社，2016.
文部科学省．初等中等教育局児童生徒課「学校等における児童虐待防止に向けた取組について（報告書）」，2006年5月．http://www.mext.go.jp/a_menu/shotou/seitoshidou/06060513/001/012.htm
Reilly S, Onslow M, Packman A, et al. Natural history of stuttering to 4 years of age: a prospective community-based study. Pediatrics.132; 460-467, 2013.

編集協力　近藤雄生

菊池良和（きくちよしかず）
1978年山口県生まれ。医学博士。医師。専門は吃音症。鹿児島ラ・サール高校卒業。九州大学医学部卒業。九州大学大学院医学研究院臨床神経生理学教室で博士号を取得。現在は、九州大学病院耳鼻咽喉・頭頸部外科助教として、日本で数少ない吃音外来も行っている。著書に『ボクは吃音ドクターです。』（毎日新聞社）、『エビデンスに基づいた吃音支援入門』『吃音のリスクマネジメント』『子どもの吃音　ママ応援BOOK』（いずれも学苑社）などがある。

吃音の世界

2019年1月30日初版1刷発行

著　者 ── 菊池良和
発行者 ── 田邉浩司
装　幀 ── アラン・チャン
印刷所 ── 堀内印刷
製本所 ── 国宝社
発行所 ── 株式会社光文社
東京都文京区音羽1-16-6（〒112-8011）
https://www.kobunsha.com/
電　話 ── 編集部03（5395）8289　書籍販売部03（5395）8116
業務部03（5395）8125
メール ── sinsyo@kobunsha.com

ISBN 978-4-334-04392-6

954
警備ビジネスで読み解く日本
田中智仁

警備ビジネスは社会を映す鏡――。私たちは、あらゆる場所で警備員を目にしている。だが、その実態を知っているだろうか？　「社会のインフラ」を通して現代日本の実相を描き出す。

978-4-334-04360-5

955
残業の9割はいらない
ヤフーが実践する幸せな働き方
本間浩輔

あなたの残業は、上司と経営陣が増やしている。「1 on 1」「どこでもオフィス」など数々の人事施策を提唱してきたヤフー常務執行役員が「新しい働き方」と「新・成果主義」を徹底解説。

978-4-334-04361-2

956
私が選ぶ名監督10人
采配に学ぶリーダーの心得
野村克也

川上、西本、長嶋、落合…監督生活24年の「球界の生き証人」が10人の名将を厳選し、「選手の動かし方」によって5タイプに分類。歴代リーダーに見る育成、人心掌握、組織再生の真髄。

978-4-334-04362-9

957
地上最大の行事　万国博覧会
堺屋太一

六四二二万人の入場者を集め、目に見える形で日本を変えた70年大阪万博の成功までの舞台裏を、その総合プロデューサーであった著者が初めて一冊の本として明かす！

978-4-334-04363-6

958
一度太るとなぜ痩せにくい？
食欲と肥満の科学
新谷隆史

いつか痩せると思っていても、なかなか痩せられない……。肥満傾向のある人、痩せられない人のために最新の知見を報告。健康に生きるヒントを伝える。【生物学者・福岡伸一氏推薦】

978-4-334-04364-3

959
アップルのリンゴはなぜかじりかけなのか？
心をつかむニューロマーケティング
廣中直行

商品開発は、今や「脳」を見て無意識のニーズを探る科学の時代だ。「新奇性と親近性」、「計画的陳腐化」、「単純接触効果」、「他者の力」。認知研究が導いたヒットの方程式を大公開。

978-4-334-04365-0

960
松竹と東宝
興行をビジネスにした男たち
中川右介

歌舞伎はなぜ松竹のものなのか。宝塚歌劇をなぜ阪急が手がけているのか。演劇を近代化した稀代の興行師、白井松次郎・大谷竹次郎兄弟と小林一三の活躍を中心に描いた、新たな演劇史。

978-4-334-04366-7

961
フランス人の性
なぜ「#MeToo」への反対が起きたのか
プラド夏樹

高齢者であってもセックスレスなどあり得ない。子どもに8歳から性教育を施す。大統領も堂々と不倫をする。「性」に大らかな国・フランスの現在を、在仏ジャーナリストが描く。

978-4-334-04367-4

962
土　地球最後のナゾ
100億人を養う土壌を求めて
藤井一至

世界の土はたった12種類。毎日の食卓を支え、地球の未来を支えてくれる本当に「肥沃な土」は一体どこにある？　泥にまみれた研究者が地球を巡って見つけた、一綴りの宝の地図。

978-4-334-04368-1

963
もしかして、私、大人のADHD？
認知行動療法で「生きづらさ」を解決する
中島美鈴

ADHD（注意欠如・多動症）とは、先天的な発達障害のひとつ。最近の研究で、大人になってもADHDの症状が残ることがわかってきた。最新の知見と対処法のエッセンスを伝える。

978-4-334-04369-8

964
品切れ、過剰在庫を防ぐ技術
実践・ビジネス需要予測
山口雄大
「いつどれくらい売れるのか?」を予測し、適切な量と頃合いでの商品供給を可能にする、製造業には欠かせない「需要予測」の技術を実践的に学ぶ。明日からすぐに役に立つ!
978-4-334-04370-4

965
〈オールカラー版〉
究極のお洒落はメイド・イン・ジャパンの服
片瀬平太
流行、ブランド、品質、値段……。本当に身になるファッションは何か。結論は「日本製服飾品」だった! 日本中を駆け廻る徹底取材でメイド・イン・ジャパンの真の魅力を明らかに。
978-4-334-04371-1

966
オリンピックと東京改造
交通インフラから読み解く
川辺謙一
首都高、東海道新幹線、モノレール、羽田空港。1964年の五輪に合わせて多くのインフラが整備された。「未成熟な巨人」といわれた東京は、五輪とともにいかにして発展してきたのか。
978-4-334-04372-8

967
劣化するオッサン社会の処方箋
なぜ一流は三流に牛耳られるのか
山口周
近年相次ぐ、いいオトナによる下劣な悪事の数々は必然的に起きている——ビジネス書大賞2018準大賞受賞著者による、日本社会の閉塞感を打ち破るための画期的な論考! 緊急出版。
978-4-334-04373-5

968
図解 宇宙のかたち
「大規模構造」を読む
松原隆彦
私たちが住んでいる宇宙とは、一体いかなる存在なのか。宇宙の大規模構造を探ることは、宇宙の起源に迫ることに直結している。実証的アプローチで迫る、宇宙138億年の真実。
978-4-334-04374-2

979
残念な英語
間違うのは日本人だけじゃない
デイビッド・セイン
他の非英語圏の人たちも、実はネイティブだってミスをする。人気講師が世界中の「残念例」を紹介。言葉は手段、外国語だから間違って当然という姿勢で、どんどん話して身につけよう!
978-4-334-04385-8

980
残業学
明日からどう働くか、どう働いてもらうのか?
中原淳+パーソル総合研究所
一体なぜ、日本人は長時間労働をしているのか? 歴史、習慣、システム、働く人の思い――二万人を超える調査データを分析し、あらゆる角度から徹底的に残業の実態を解明。
978-4-334-04386-5

981
認知症の人の心の中はどうなっているのか?
佐藤眞一
日常会話によって認知症の人の心を知り、会話を増やすためのツール「CANDy」とは。認知症の人の孤独、プライド、喜び、苦しみ――最新の研究成果に基づくその心の読み解き方。
978-4-334-04387-2

982
恋愛制度、束縛の2500年史
古代ギリシャ・ローマから現代日本まで
鈴木隆美
西欧の恋愛制度が確立していく歴史を追うとともに、それが日本に輸入され、いかにガラパゴス化したのかを、気鋭のプルースト研究者が軽妙な筆致で綴る。
978-4-334-04388-9

983
ぶれない軸をつくる東洋思想の力
田口佳史　枝廣淳子
西洋中心主義の限界を乗り越え、愉快な人生を過ごす方法とは? 東洋思想の第一人者と環境ジャーナリストがタッグを組んだ、人生一〇〇年時代の新しい生き方の教科書。
978-4-334-04389-6

984
外国人に正しく伝えたい日本の礼儀作法
小笠原敬承斎

食事や公共の場、神社やお寺での作法とは。清潔さや勤勉さを重視する理由は。日本の文化やしきたり、日本人が大切にしている習慣や振る舞いについて、真の意味から説き起こし、学び直す。

978-4-334-04390-2

985
死にゆく人の心に寄りそう
医療と宗教の間のケア
玉置妙憂

死の間際、人の体と心はどう変わるのか？ 自宅での看取りに必要なことは？ 現役看護師の女性僧侶が語る、平穏で幸福な死を迎える方法と、残される家族に必要な心の準備。

978-4-334-04391-9

986
吃音の世界
菊池良和

言葉に詰まること=悪いこと？ 吃音症の人は一〇〇人に一人の割合で存在し、日本には約一二〇万人いると言われている。自ら吃音に悩んできた医師が綴る、自分と他者を受け入れるヒント。

978-4-334-04392-6

987
利益を生むサービス思考
世界一のメートル・ドテルが教える
宮崎辰

サービスは、おもてなしにあらず。サービスは「商品」であり、お店や企業の営業ツールであり、ブランドの源泉でもある。世界一に輝いた著者が、新時代のサービスを詳らかにする。

978-4-334-04393-3

988
その落語家、住所不定。
タンスはアマゾン、家のない生き方
立川こしら

立川志らく師匠推薦！ 身一つで世界中の落語会を飛び回る、家さえ持たない究極のミニマリストである著者が、自らの生き方哲学と実践を初めて明かす。

978-4-334-04394-0